Still in pain?

.

Still in pain?

혈류량(血流量)을 늘려서

생로병사(生老病死) 하지말고

생로사(生老死)하라

임지훈 지음

좋은땅

한 글자로 하면 피, 두 글자로 하면 혈액, 세 글자로 하면 혈류량. 내 몸이 좋아지게 하는 유일한 원천은 바로 본인의 혈액이다. 피가 맑고, 많고, 잘 흘러야 한다. (quality, quantity, circulation) 피가 맑아지는 여부는 여러분이 먹는 음식에 달렸고, 피의 양은 여러분이 소모하는 피와 생성되는 피의 속도에 달렸고, 잘 흐르는지의 여부는 돌처럼 굳어 버린 곳을 얼마나 잘 풀어주는지와 관련이 깊다.

머리말

한 번 사는 인생, 병 없이 건강하게, 운 좋게, 사는 법을 생각해 본다. 방향만 좋다면 꾸준히 하면 된다. 안 될 일은 해도 안된다. 아무리 노력해도 아닌 길이 있다. 여기서는 몇 가지 삶의 방식을 포함해서 다룬다. 여기에 동의할 사람도 있을 테고, 책을 덮을 사람도 있을 것이다. 모두와 맞기를 기대하는 것은 욕심이리라. 자연(自然)-스스로 그러함. 저절로 됨. 될 일은 저절로 된다.

완치의 정의에 대해서는 말이 많을 수 있지만, 이 책에서 알려 주는 대로 하면 분명히 좋아진다. 비용도 거의 들지 않는다. 다만, 강한 신념과 믿음을 가지고 실천과 반복을 통해 지루함과 의심을 이겨 내고 꾸준히 하는 것이다. 기간은 최소한 2주에서 보통은 2달, 최대 6개월이면 된다.

지금부터는 같은 배를 탄 사람들이라고 생각하고 편하게 말하겠다. 어느 쪽에 서든지 그것은 본인이 결정할 문제이고, 어느 방편이든 분명 나름의 논리가 있다고 생각한다. 둘 다 틀리지 않

6

을 수 있다. 황희 정승이 서로 다투는 머슴 모두를 옳다고 평가한 것처럼. 내가 사는 이쪽 세상에서는 통증, 난치, 불치 모든 것이 다스려지고 치료된다. 최소한, 분명히 지금보단 좋아진다.

간단한 퀴즈. 자동차의 연료는? 휘발유 또는 경유. 전기차는? 전기. 핸드폰은? 전기. 사람은? 피. 사람은 피가 연료이다. 한의학에서는 기본 요소로 정신기혈(精神氣血) 네 가지를 든다. 피가 변하여 기가 되고, 정신도 된다. 그 반대도 된다. 한 글자로 피, 두 글자로 혈액, 세 글자로 혈류량. 앞으로는 혈류량(血流量)이라는 표현을 주로 사용할 것이다. 내 몸에 흐르는 피의 양. 피는 흘러야 한다. 양도 적은 게 아니라 많아야 한다. 잘 흐르기 위해서는 피가 맑아야 한다. 결론적으로 병 없이, 통증 없이, 건강한 삶을 살기 위해서는 혈류량이 좋아야 한다. 풀어서 설명하면, 피가 잘 흐르고, 피는 맑아야 하며, 피는 많아야 한다. 이렇게 세 가지가 갖추어졌는데도 문제가 있다면 내게 와서 따져도 좋다.

피가 맑아지기 위해서는 음식이 중요하고, 무엇이 음식인지, 음식을 정의하는 것은 내 혀끝이 아니라, 내 몸속의 소장에 사는 유익균이 결정한다. 피가 적은지, 많은지 여부는 숙면을 취하는가 못 취하는가가 여러 기준 중 하나의 잣대이다. 자는 중간에 깨지 않고 잘 자면, 우선 피의 양이 적지는 않다고 봐도 된다. 만약에 중간에 별 이유 없이 깬다면? 내 몸속의 혈액이 부족하기 때문에 심장 펌핑을 위해서 몸이 스스로를 깨운다. 더불어, 눈이 뻑뻑한지, 입마름이 심한지 등 건조증의 여부로도 파악할 수 있다. 구체적인 내용은 본문에 들어가서 상세히 말해 보겠다.

전체 책 요약

1. 병 걸리지 않고, 아프지 않고 건강하게 오래 사는 방법은 피에 달렸다.
2. 설령 현재 통증이 있거나 질병이 있더라도 마찬가지로 혈류량만 좋다면 완치될 수 있다.
3. 피는 맑고, 많고, 잘 흘러야 한다.
4. 피가 맑은지 또는 탁한지는 음식에 달렸다. 술, 고기, 생선, 계란, 유제품을 먹으면 먹을수록 피는 탁해진다.
5. 피가 많아지려면 진짜 음식을 먹어야 한다. 음식다운 음식에는 현미, 채소, 과일, 감자, 고구마, 옥수수 등이다. 단기간에 혈류량을 늘리려면 당귀, 작약, 천궁, 지황 등의 보혈제, 생혈제, 활혈제 한약을 사용한다.
6. 잘 흐르기 위해서는 펌핑을 해 줘야 한다. 강한 압으로 눌렀다 떼기를 반복한다.
7. 가장 좋은 운동은 햇빛 받으며 맨발로 흙 밟기이다.

목차

1장

Quality 맑은 피

맑은 피를 위해서는 화식(火食)을 멀리하고 생식을 가까이해야 한다. 화식은 불로 익힌 음식이다. 생식(生食)은 햇빛으로 익힌 음식이다. 과일, 채소 등은 누구든지 생으로 먹을 수 있다. 쌀도? 가능하다. 발아현미 가루를 구매해서 물에 타서 마셔 보라. 견과류도 볶지 않고 날것으로 먹을 수 있다. 고구마도 생으로 먹을 수 있다. 그렇다고 모두 생으로 먹으라는 말은 아니다. 중증도에 따라서 선택하면 된다. 내가 만약 병에 걸려서 진단을 받은 상태로 몸이 무척 아프고 불편하다면? 주저 없이 자연 생채식(자연 식물식)을 시작해야 한다.

이 길에 들어선 초심자는 우선 음식 선택에 도전해 본다. 술, 고기, 생선, 계란, 유제품은 기호식품이라고 인식하라. 즉, 담배나 콜라와 다를 바 없다고 여기라. 술? 어떤 술이든 알코올이 들어 있는 액체는 전부 술이다. 고기? 닭고기, 소고기, 돼지고기 등, 생선? 고등어, 참치, 연어 등. 계란? 많이들 종합영양 식품으로 알고 있는데 계란은 결코 종합영양 식품이 아니다. 유제품? 우유, 치즈, 버터, 요구르트, 요거트 등 모두가 유제품이다. 이것들은 필수 음식이 아니라 선택사항이다. 사실, 먹고 싶어서 먹는 것, 즉 기호식품이다. 담배처럼 피우기로 마음먹은 사람이 담배를 피우듯, 저 다섯 가지 항목은 꼭 먹어야 되는 필수 음식이 아니라 기호식품이라는 것을 인식해야 한다. '음식(food)'과 '식용 가능한 것(edible things)'을 구분해야 한다.

그렇다면 어떻게 사람들이 다 먹는 것을 나만 안 먹는단 말인가? 그건 개인의 선택이다. 절박한 사람은 뭐든 할 테고, 나머지 사람들은 적당한 선에서 하면 된다. 예를 들어, 요일을 정해서 실천해도 되겠다. 주 5일은 철저하게 지키고, 2일은 느슨하게. 아니면 하루 한 끼는 정확하게 지키고, 나머지 한 끼는 평범하게. 당연히 젤리, 아이스크림, 과자는 논외로 한다. 건강을 확실하게 해치는 최악의 edible things이므로… 앞으로 식용 가능하다는 말은 먹을 수는 있지만, 생명이 아닌 죽음에 한 발짝 가까이 가는 먹거리라는 것을 인식하길 바란다.

2장

Quantity 충분한 양의 피

많은 피를 위해서는 보혈(補血), 생혈(生血), 활혈(活血)시키는 약제를 사용한다. 철분제? 아니다. 공장에서 만든 그 어떤 제품도 자연이 주는 천연 물질을 이길 수 없다. 당귀, 천궁, 작약, 숙지황 등 내 몸에 혈류량을 늘려 주는 한약은 흔하다. 또한 오전에 과일 식사, 오후에 현미, 채소, 해조류, 견과류, 감자, 고구마, 옥수수 식사. 저녁에 다시 과일 식사나 현미, 생채식을 꾸준히 하면 응당 혈류량이 늘어난다. 다만 내 몸의 혈류량이 부족한지 넘치는지를 객관적으로 평가할 장치는 없다. 하지만 더 정확하고 확실한 방법으로 알 수 있다. 몇 가지 항목을 스스로 체크해 보고 이 중 나에게 해당하는 내용이 얼마만큼인지를 알아보면 된다. 주관적인 것이 기계보다 더 앞선다.

　몸이 좋지 않아 병원에 가서 큰 비용을 들여 이것저것 검사를 해 보고 결과상 '정상'이라는 판정을 얼마나 많이들 받는가. 한의학에는 미병(未病)이라는 개념이 있다. 검사상 정상이지만, 내 몸의 주관성으로 컨디션이 떨어지는 정도의 상태를 일컫는 말이다. 미병 상태는 병으로 진행이 되고 있으나 아직 진단이 떨어지지는 않은 상태로, 이때 병을 치료하는 것이 가장 현명한 처사이다. 미병 상태에서 어떤 조치도 취하지 않으면 시간이 흘러 반드시 병으로 가게 된다. 내가 미병에 해당한다면 우선 혈류량의 Quantity가 부족하다고 판단해도 크게 틀리지 않다. 건강하다면 컨디션이 날아갈 것처럼 좋기 때문이다. 만약 여성이라면 혈류량이 부족할 가능성이 훨씬 크다. 여성은 초경 14세부터 폐경 49세까지 생리혈로 평생 50L 정도를 쏟아낸다. 여자는 남자와는 전혀 다른 생명체이기 때문에 여성의 몸이 안 좋다면 혈류량부터 채워 주고 생각해 볼 일이다.

3장

Flow/Circulation 흐름이 좋은 피

산소가 풍부하고 영양소가 많은 동맥피는 심장에서 펌핑해 주지만 온몸의 세포에 영양과 산소를 주고, 노폐물과 이산화탄소를 수거해 올 때의 피인 정맥피는 심장에서 온전히 펌핑하기에는 역부족이다. 내가 여기서 아무리 큰 소리로 외쳐도 저기 멀리 사는 다른 도시의 사람들 귀에는 들리지 않는 것과 마찬가지이다. 정맥은 근육이 펌핑해 줘야 한다.

그중에서 특히 종아리 근육이다. 가자미근과 비복근의 수축과 이완을 통해서 전신의 정맥피가 다시 환원되어 돌아간다. 만약 종아리 근육이 딱딱해지면? 그 역할을 못 하게 되어 전신에 문제가 발생할 소지가 생긴다. 종아리는 만질 수 있는 심장이라고 생각하고 부지런히 부드럽게 만들도록 노력해야 한다. 그러기엔 마사지와 요가가 가장 훌륭하다. 그럼 자주 마사지를 받으면 좋은가? 좋다. 다만 매번 비용이 발생하므로 장기 플랜으로는 별로다. 서로서로 해 주든가, 집에서할 수 있는 마사지를 생각할 필요가 있다. 요가를 하면 좋은가? 당연히 좋다. 『요가 디피카』의 저자 아헹가는 96세를 살았다. 필라테스도 85년을 살았는데, 아마 화재가 아니었다면 틀림없이 90세 이상을 살았을 것이다.

혈류량의 흐름을 좋게 하기 위해서는 마사지와 지압과 요가와 필라테스에 대한 기본적인 이해와 꾸준한 실천이 필요하다.

4장

신체에 대한 기초적인 이해

우리 인체의 근육과 장기에 대한 약간의 지식과 이해만 있으면 얼마든지 건강한 삶을 위한 생활 지침을 준수할 수 있다. 몇 가지 키워드를 열거하겠다.

1절. 목(neck)

목은 중요하다. 머리 무게를 늘 지탱하고 있다. 목에 있는 여러 근육이 조화롭게 움직이면서 고개를 돌리고 뒤로 젖히고 숙이고 기울이고 한다. 머리 무게는 평균 5.8kg이다. 볼링공으로 치면 대략 13파운드나 나간다. 양손으로 받쳐서 간신히 던지는 그 무거운 13파운드의 볼링공 무게를 늘 머리에 이고 다니는 것이다! 그러니 목을 보호해야 한다. 오해하면 안 되는 것은 목을 보호한다는 것이 목을 꽁꽁 싸매는 것이 아니라는 것이다. 마치 어린 자녀를 과잉보호하면 안 되듯이 목을 과잉보호하면 안 된다. 어린 자녀가 스스로 독립하도록 키우듯, 내 목도 스스로 건강해지고 근육의 결이 독립적 탄성을 갖게 해 줘야 한다. 그러기 위해서는 목이 강화되어야 한다. 강화라는 것은 딱딱해지는 것이 아니다. 강화(强化)와 경화(硬化)는 전혀 다른 말이다. 오히려 부드러워지는 것이다. 힘을 쓸 때는 단단해지고 힘을 쓰지 않을 때는 부들부들해져야 한다.

그런데, 목 통증을 호소하는 분들의 목의 질감은 힘을 뺀 상태에서도 단단하다. 아니 도리어 바짝 메말라 있는 상태이다. 마치 황태처럼 메말라서 굳어 있다. 이런 목은 쉬려고 누워도 쉬지 못하는 목이다. 이런 목 상태인 사람은 비단 근육통뿐만 아니라, 갖가지 다른 고통을 겪고 있을 가능성이 높다. 어찌 보면 이런 글을 쓰고 있는 필자 본인조차도 그런 목 상태로 그동안 지냈을지도 모른다. 그리고 이 글은 어찌 보면 나처럼 병원에 가기 싫어하는 분들을 위한 지침서일 수도 있겠다. (개인적으로 병원은 병의 원인처럼 들려서 병원에 가면 없던 병도 생기는 것 같다. 이는 지극히 개인적인 의견이니 너그럽게 넘어가 주도록 한다. 하기야 병원의 뜻은 병을 치료하는 집이라는 의미이지만 병이 생기는 집 같기도 하다. 응급수술은 현대의학의 훌륭한 부분이지만, 반대로 많은 분들이 병으로 입원하면 살아서 못 나오는 경우도 많으니… 방금 내용은 내 평소 생각이다.)

스스로 잘 관리하고 치유해서 애초에 병에 걸리지 않는 것을 목표로 하는 분들을 위한 책이라고 다시금 이 책의 가치에 대해서 생각해 봤다. 목에 담 걸려본 적이 있는가? 필자는 중학교 시절 더 자고 싶은 몸을 억지로 기상시켜 떡 진 머리로 학교는 못 가겠는지, 굳이 욕조에 머리를 박고 샤워기로 대충 머리를 감았던 기억이 난다. 하기 싫은 일을 하면 결국 사달이 난다고 했던가. 그렇게 머리를 감을 때면 꼭 담에 걸려서 2주 정도는 고생을 했다. 경험상 목에 걸린 담은 자연관해가 보름인 것 같다.

담이 걸린 원인을 지금 생각해 보면 밤새 굳어진 몸이 시동도 걸리지 않은 상태에서 90도 각도로 숙여서 머리를 감으니 허리면 허리, 목이면 목 모두 극도의 근 긴장 상태가 되었을 것이다. 거기다가, 샴푸로 머리를 비벼대니, 상하로 충동질하는 내 손동작에 허리보다 목에 훨씬 더한 순간적인 힘이 가해졌을 것이고 이를 버티다 버티다 못 버틴 목에 담이 걸린 것이다. 담은, 비유컨대, 요즘 나오는 자동차들은 모두 그런지 모르겠지만 내 차는 뒤로 후진 중에 장애물이 나타나면 운전자의 의지와 무관하게 자체적으로 급브레이크를 밟아 버리는 것과 같다. 상당히 불편한 편의장치이지만 그렇게 함으로써 내 차와의 혹시 모를 충돌을 막아 준다.

담도 마찬가지이다. 무리한 동작이 시연될 때 목뼈가 틀어질 것 같은 상황에서 몸 스스로 단단하게 고정해 버리는 자동장치가 담이라고 본다. 목뼈가 틀어지는 상황은 몸 스스로 용납할 수 없을 것이 아닌가. 그렇게 담에 한 번 걸리면 두통도 오고, 컨디션이 그야말로 최악으로 떨어진다. 그렇게 자주 보름씩을 지냈던 것 같다.

2절. 어깨(shoulder)

양쪽 어깨는 머리로 흐르는 뇌 혈류량을 결정해 주는 펌프이다. 좌측 어깨는 위장, 심장과 결을 같이하고, 우측 어깨는 간의 에너지가 도는 곳이다. 좌우 어깨는 모두 부들부들해야 한다. 언제든 어깨가 굳어지는 것을 지양해야 한다. 하지만 머리는 무겁다. 볼링공 13파운드가 내 어깨 위에서 나를 종일 짓누르고 있다고 상상해 봐라. 얼마나 스스로가 힘들겠는가. 그렇다고 머리를 잠시 떼어둘 수도 없는 노릇이고….

　하지만 방법이 있다. 내 어깨가 머리 무게를 최소화해서 들어 주는 방법이니 잘 들어 주길 바란다. 머리가 내 어깨로 수직으로 떨어지면 머리의 본질 무게만 남는다. 다시 말하면 머리의 중심축과 어깨의 센터가 어긋나면 머리 무게에다가 중력이 당기는 힘이 더해진다. 무슨 말이냐 하면, 그렇지 않아도 무거운 머리 무게가 더 무겁게 느껴진다는 것이다. 다시 중학교 시절로 돌아가 보면, 필자는 손가락 끝에다가 막대를 세우는 놀이(?)를 자주 했다. 아무리 두껍고, 길고, 큰 물건이라도 내 손가락이 버틸 무게만 돼 주면 가운뎃손가락(중지) 끝에다가 세울 수 있었다. 교실 청소하는 봉걸레 자루부터, 심지어 떠드는 학생 머리를 강타하곤 했던 출석부조차도 소위 각을 잘 잡으면 손가락 끝에다가 잘 세울 수 있었다. 그것이 지금 생각해 보면 무게 중심을 찾는 과정이었고, 그 무게 중심이 틀어지려고 하면, 즉 물건이 쓰러지려고 하면 얼른 손가락을 움직여서 무게 중심을 잡았던 것 같다.

　우리 몸도 마찬가지이다. 내 머리가 내 신체에 가장 꼭대기에 있는데 여기서 각이 틀어지게 올려져 있으면 내 몸은 굉장히 힘들다. 마치 꽤 무거운 긴 막대를 양손으로 쭉 뻗어서 들고 있으라고 하면, 만약 45도 각도로 들고 서 있으라고 하면 오래 못 버틸 것이고, 본능적으로 막대를 지면에 수직으로 세워서 들게 될 것이다. 물체의 본질적인 무게는 동일하지만 들고 있는 각도에 따라서 내가 받는 힘은 다르다.

결론적으로 머리의 위치는 내 어깨와 몸 중심 방향의 센터로 수직으로 떨어진 위치에 둬야 한다. 그래야 목에서도 어깨에서도 무거운 머리를 가장 가볍게 들 수 있다. 지금 이 글을 쓰고 있는 카페에서도 많은 사람들이 머리를 숙이고 뭔가를 열심히 하고 있다. 저렇게 머리를 숙이거나 살짝 앞으로 빠져나와서 앉아 있으면 오래지 않아서 목과 어깨에 근 긴장이 쌓이고 조만간 원인 모를(?) 담에 걸리고, 두통이 생기고, 이명이 들리고, 기분이 나쁘고 할 것이다. 아무리 좋은 자세로 있을지라도 부동자세로 오래 있으면 뼈와 근육을 상하게 돼 있는데, 저렇게 중력선(중력중심선)을 깬 자세로 앉아 있으면 그 시간은 찰나같이 금방 온다.

한의학에 오로소상(五勞所傷)이라는 말이 있다. 구시상혈(久視傷血), 구와상기(久臥傷氣), 구좌상육(久坐傷肉), 구립상골(久立傷骨), 구행상근(久行傷筋). 뜻은 오래 보면 혈(血)을 상하고, 오래 누워 있으면 기(氣)를 상하고, 오래 앉아 있으면 육(肉)

을 상하고, 오래 서 있으면 뼈(骨)를 상하고, 오래 걸으면 근(筋)을 상한다. 쉽게 요약하면 오래 하면 뭐든 안 좋다는 말이다. 아무리 좋은 자세일지라도 오래 하면 모두 안 좋다. 오랫동안은 할 수 없다. 움직여야 한다. 우린 식물이 아니고 동물이지 않은가? 식물은 자주 옮기면 죽지만, 동물은 고정된 부동자세면 최악이다. 오죽하면 고문 중에 부동자세가 있지 않은가.

목과 머리 경계에는 단단한 결절이 있다. knot라고 해 두자. 매듭처럼 단단하게 결속시킨다. 매듭처럼 강하게 묶는 부분이기는 하지만 여기 부분이 지나치게 강하게 굳지 않도록 관리를 할 필요가 있다. 방법은 더 단단한 것으로 지그시 눌러 주든가, 있다면 쓰담봉으로 문질러 줘야 한다. 쓰담봉이 빛을 발하는 순간이 바로 목과 머리와 어깨 부분을 관리할 때이다. 추후 쓰담봉을 사용하는 법을 자세히 사진과 함께 보여 줄 생각이다. 누구나 쉽게 사용할 수 있고, 현대인이면 누구나 이 봉 하나쯤은 갖고 있어야 한다. 오만가지 통증을 잡아 줄 수 있기 때문이다.

다시금 목과 머리의 경계로 가서, 단단히 붙잡고 있는 경결을 풀어 줘야 한다. 여러 차례 반복된 내용이지만 중요해서 또 말하자면, 우리가 느끼는 통증은 근 긴장 때문에 오고, 근 긴장을 해소하려면 수축과 이완을 반복해야 한다. 수축과 이완을 반복하면 근섬유의 신축성이 좋아지는데, 그 이유는 혈류량이 좋아지기 때문이다. 혈류량에 도움이 되려면 아무래도 탁한 피보다는 맑은 피가 좋을 것이고, 양이 적기보단 많은 편이 유리할 것이다.

잠깐 중간 정리를 하자면, 내 몸에는 중력선이라는 것이 있고, 앉아 있을 때는 내 양쪽 귓구멍이 어깨로, 수직으로 떨어져야 하고 엉덩이의 바닥과 닿는 부분, 즉 좌골과 일직선상에 있도록 유지해야 한다. 섰을 때는 내 양쪽 귓구멍과 어깨와 허리와 엉덩이와 무릎과 발목의 복사뼈가 중앙 일직선에 오도록 유지해야 하는데, 이는 너무 복잡하고 어려울 수 있으므로 처음과 끝만 일치시켜주면 된다. 즉 내 귓구멍과 복사뼈가 한 선상에 오도록 유지한다고 이해하면 되겠다.

통증을 유발하는 근 긴장을 해소하기 위해서는 수축과 이완을 반복해야 한다고 했고, 수축과 이완을 하는 방법으로 요가를 들여온 것이고, 요가를 응용해서 나온 동작이 요즘 인기 좋은 필라테스라고 이해할 수 있다. 눌렀다가 떼는 동작을 반복하면 혈류량이 좋아지기 때문에, 즉 펌핑이 되면 혈액이 잘 돌기 때문에 마사지가 좋다고 했고, 비용이 부담되면 스스로 지압을 통해서 관리해나갈 수 있다고 했다. 지압에 좋은 도구로 쓰담봉을 소개했다.

3절. 골반(pelvis)

엉덩이 근육은 어찌 보면 인체의 중심이다. 엉덩이 근육에 문제가 생기면 위쪽으로는 허리, 등, 어깨, 목, 머리 등에 문제가 생기고, 아래로는 허벅지, 사타구니, 무릎, 종아리, 발목, 발바닥 등에 문제가 온다. 엉덩이는 위아래를 연결해 주는 중간 역할을 할 뿐만 아니라 중추적인 역할도 한다. 골반의 근육이 굳으면 안에 있는 장기가 혈액 공급을 받는 데 차질이 생겨서, 골반 강에 있는 자궁, 전립선, 방광 등에 문제가 생기고, 혈액순환이 안 좋아지면서 자궁 비대, 전립선 비대 등이 발병하여 장기(inner organ)간의 공간 차지에 문제가 생기고 이로 인해 파생되는 위험이 수만 가지이다. 결론적으로 엉덩이 근육이 부드러워져야 하고, 특히 중둔근이 부드러워져야 한다.

양 장골과 센터에 있는 천골의 관계가 참 중요한데, 엉덩이 근육이 굳어감에 따라서 장골과 천골의 움직임이 제한되고, 뼈 간의 거리가 가까워지고, 더 가까워질 공간이 없어지면, 마치 지구의 지각변동으로 대륙이 닿으면 솟아 산이 형성되기도 하고, 바닥으로 꺼지기도 하듯이, 뼈가 틀어지게 된다. 근육은 메말라 굳은 상태인데 뼈 교정만 받는다고 자세 교정이 되기 힘들고, 아무리 자주 받아도 다시금 원래대로 돌아가는 것이 이 이유이다. 결국은 골반에 있는 엉덩이 근육은 부드러워져야 하고 신축성을 회복해야 한다. 그러려면 방송에서 손흥민 선수가 엉덩이 근육을 풀듯이 여러분들도 둔근 스트레칭과 강화 운동을 해 줘야 한다. 물론 그런 자세들은 요가 자세에 모두 있다. 힘 주고, 힘 빼고, 늘리고. 이렇게 반복하면 근육의 탄력성은 회복된다. 머릿속에 어떤 근육 하나를 떠올리고, 이 근육이 가령 10㎝인데, 힘을 줘서, 즉 수축시켜서 7㎝로 줄이게 하고, 힘을 빼고 도리어 늘려서 13㎝로 만들고, 이런 동작을 반복하면 우리 근육의 신축성은 좋아지고 통증은 해소된다. 외부에서 지압으로 눌러 줘도 되지만 스스로 늘리고 줄이고를 반복하면 동일한 효과를 본다.

4절. 종아리(calf)

종아리는 별칭이 제2의 심장이다. 만질 수 있는 심장이라고 여겨도 무방할 정도로 중요한 기관이다. 가자미근과 비복근의 수축과 이완을 통해서 정맥혈을 전신으로 돌려주는 근육이다. 종아리 근육이 딱딱해지지 않도록 주물러 줘야 하며, 언제든 종아리 근육의 신축성을 위해서 펌핑 운동을 해 주면 좋다. 2인 1조가 가능하다면 쓰담봉으로 지압해 주면 좋은데, 정확히 가운데 부분을 밀대로 밀듯이 해 준다. 아킬레스건부터 오금까지 가벼운 압력으로 세 차례 봉으로 문질러서 지나가 준다. 그리고 내측, 외측도 같은 방식으로 해 준다. 특히 외측에는 비골근이 있으므로 바깥쪽으로는 한차례 더 해 준다. 가운데, 내측, 외측, 바깥쪽 측면, 이렇게 총 세 차례씩 양쪽 다리를 해 준다.

5절. 아킬레스건(Achilles' tendon)

발뒤꿈치의 바로 위 아킬레스건을 엄지와 검지로 꾹 눌러 준다. 바깥쪽은 족태양방광경의 곤륜이라는 혈자리로 이쪽을 자극하면 위의 가자미근과 비복근의 긴장이 완화될 뿐만 아니라 허리, 등, 어깨, 목, 머리를 타고 눈까지 좋은 자극이 간다. 내측은 족소음신경의 태계혈로서 역시 요통에 좋고, 뼈, 면역, 인대 강화를 위해서 좋은 곳이다. 아킬레스건에 근 긴장이 오면 당장 아킬레스 건염이라는 흔한 통증에 시달리게 되고, 요가에서는 발목이 굳으면 그 사람의 사고방식도 굳는다고 했다. 그만큼 부드러워야 발목 부상도 없고 유연한 사고도 지닐 수 있다.

6절. 발바닥(plantar)

발바닥은 그 자체가 전신이라고 할 만큼 우리 전신이 집약된 곳으로 여겨야 한다. 발반사 요법(足反射, foot reflexology)은 비단 국내뿐 아니라 전 세계적으로도 알려져 있다. 발바닥 곳

곳을 깊이 자극해 주면 좋은데, 즉각적으로 효과가 나타나기보다는 은근한 자극이 쌓여서 신체 각 기관에 긍정적 영향을 주고 장기간의 균형을 맞춰 준다고 보면 된다. 족저근막염이나 지간신경종으로 발바닥 통증을 많이들 호소하시는데, 그 부분의, 특히 굳어서 예리한 압통이 느껴지는 부분을 집중적으로 두들겨 주고 눌러 주기를 반복해서 부드럽게 만들어야 한다.

7절. 항상성(homeostasis)

내 몸은 최근 3주간의 몸 상태를 유지하고자 한다. 오늘 어떤 변화가 있더라도 48시간이면 최근 3주간의 평균 몸 상태로 수렴한다. 이를 항상성 유지라고 한다. 항상성(Homeostasis)은 물리학에 있는 관성의 법칙처럼 현 상태를 지속하고자 하는 성질을 가리킨다. 오늘 하루 양질의 치료를 받았어도 꼭 이틀 지나면 본래대로 돌아간다. '치료를 받으면 좋은데 왜 또 아프지?' 당연히 아프다. 여기서 실망하면 안 된다. '치료받아도 도루묵이네. 왜 다시 아픈 거야?' 이렇게 푸념하는 환자를 수없이 보지만 이는 당연한 현상이다.

우리 생명체는 좋은 방향이든 나쁜 방향이든 급격한 변화를 기피한다. 통증이 있는 상태라도 이를 '정상'으로 간주하고 최근 3주간의 몸 상태의 평균을 유지하려는 속성이 있다. 이 방편이 생존에 유리하기 때문이다. 그래서 만성의 기준이 3주이며, 3주가 넘지 않은 통증, 즉 급성 통증은 치료받은 당일, 늦어도 자고 일어난 다음 날이면 다 낫는다. 3주가 넘으면, 만성이므로, 통증 치료에 시간이 더 걸린다. 왜냐하면 3주간의 몸 상태 평균을 유지코자 하기 때문이다.

그러므로 꾸준히 치료를 받아야 한다. 이론적으로 3주간 안 아픈 상태가 유지될 때까지 치료를 받으면 된다. 내가 스스로 낫고자 한다면 3주간 이틀마다 치유 행위를 하면 된다. 필자가 진료하는 한의원 치료도 이틀에 한 번, 삼 주 동안 총 9회의 치료를 받도록 환자분들께 안내해 드리고 있다.

5장

애초에 병 걸리지 않고 잘 사는 법

우리가 병에 걸리지 않고 잘 살기 위해서는 꼭 기억해야 할 단어가 "적당히"이다. "적당히"라는 말은 "적절하게"라는 의미이다. 사전에 "적당히"를 검색해 보면 "정도에 알맞게"라고 나온다. 아무리 좋은 것이라고 해도 정도를 넘어서면 무리가 된다. 가령 운동은 좋은 것이지만 힘에 겨운데 인내하고 지속한다면 이는 운동이 아니라 노동 혹은 혹사이다. 안타깝게도 운동선수라는 직업군은 장수와는 거리가 멀다. 왜냐하면 짧은 시간 내에 최고의 성과를 내기 위해서는 인내하고 훈련을 해내야 하기 때문이다. 그 과정에서 몸은 혹사당하고 건강을 해치게 된다.

그다음 주목할 키워드는 "혈류량"이다. 내 몸의 피가 맑고, 많고, 잘 흐르게 해 줘야 한다. 우리 몸의 장기는 앞뒤로 연결돼 있으며, 위아래로도 연결돼 있다. 가령, 배를 꾹 누르면 배 안쪽에 있는 대장이라든지 소장, 췌장 등이 자극을 받는다. 허리를 꾹 누르면, 가령 요추 4번 양쪽으로 누르면 '대장수'라는 혈자리로서 대장으로 힘이 전달된다. 요추 2번 선을 강하게 누르면 '신수'라는 혈자리인데 신장이 에너지를 전달받는다.

우리 인체의 장부를 치료할 때 이처럼 앞뒤로 복부와 등, 허리를 자극해 주면 내면으로 힘이 전달돼 내면의 치유가 일어난다. 이를 한의학에서는 '내장기 추나'라고 한다. 손발에도 장부로 이어지는 스위치가 있다. 스위치(switch = reflexology)라는 표현이 적절한 게, 전등에 불을 켤 때도 스위치는 전구와 바로 붙어 있지 않고 멀리 떨어져 있듯이 장부에 에너지를 전달할 때에도 장부를 직접 자극하지 않고 손발에 있는 혈자리를 자극해서 전구를 켜듯 장부에 에너지를 전달할 수 있다. 침 치료로 과하면 빼주고, 부족하면 채워 주는 방식(補瀉, 보사, 한의학적 치료 원칙의 하나)으로 장부 간의 에너지 조절이 가능하다.

세 번째로는 "마음가짐"이다. 내 생각이 몸에 영향을 준다. 그 반대도 마찬가지이다. 이를 멋지게 표현한 것이 심신(心身) 의학이라는 것이다. 마음이 슬프면 눈물이 난다. 기쁨이 샘솟으면 미소가 번진다. 이는 누구나 체험하는 심신의 연결성을 보여준다. 의학적으로 들어가 보면 동서양이 마찬가지인데, 산부인과를 예로 들면, 불임인 여성의 자궁을 아무리 검사해 봐도 불임의 원인을 찾을 수 없었던 한 의사 선생님이, 매번 불임 환자에게 "자궁은 정상이십니다. 다만 임신이 안 되네요. 왜 안 되지요…? 저도 그 이유를 잘 모르겠습니다…." 그런 진단을 내리고 환자에게 이런 말을 되풀이할 때마다 스스로 회의감이 들었다고 한다. 세상에 '원인 없는 결과는 없다'는 신념으로 불임 여성을 두고 연구를 해 본 결과, 한 가지 공통점을 발견했는데, 그런 여성의 마음속 깊이에는 임신을 원치 않는 상황들이 엿보였다는 것이다. 가령, '애가 생기면 내 직업적 경력이 단절될 텐데.'라든지 '내 삶이 얼마나 피곤해질까?', '애 낳으면 고생 고생이라는데 참….' 등 부정적인 마음이 뿌리박혀 있는 공통점을 찾은 것이다.

그래서 결론은 우리가 좋은 마음과 생각을 유지하기 위해서 아침부터 저녁에 잠들 때까지 수시로 '난 건강하다. 행복하다. 풍족하다. 감사하다.'라고 선포하고 긍정성을 유지해야 한다는 것이다. 실제로 입 밖으로 소리를 내뱉으면 가장 좋고, 사람이 많은 곳이라면 속으로 되뇌어도 좋다. 이에 관련하여 의사이신 강길전, 전홍준, 황윤권의 저서들을 추천한다.

마지막으로는 "적절한 신체활동과 흙 밟기"이다. 우리는 식물이 아니라 동물이다. 움직여야 한다. 나가서 햇빛을 받고 맨발로 흙을 밟아야 한다. 자연과 가까이할수록 건강해진다. 이 또한 적당히 해야 한다. 지나치게 할 필요가 없다. 아니, 지나치게 하면 해를 당할 수 있다. 하루 30분 정도 내외로 미간으로 햇빛을 받고, 신발과 양말을 벗고 산이나 해변이나 흙이 있는 곳이면 어디든 맨발로 땅과 접지(接地)를 해야 한다. 그러면 우리 몸에서 불필요하고, 노화를 촉진한다고 알려진 활성산소와 정전기를 빼낼 수 있다. 마치 건물을 보호하는 피뢰침처럼 우리 피부가 흙과 접촉할 때 내 몸의 정전기를 빼낼 수 있다. 조물주가 그렇게 만들어 뒀다. 수영이든 요가든 필라테스든 헬스장에서 운동하는 것이든 모두 적절히 할 필요가 있다. 안 하는 것보다는 하는 것이 낫고, 하되 적절한 강도로 즐겁게 해야 한다.

좋은 운동은 내가 좋아서 즐겁게 참여할 수 있는 운동이다. 운동 간의 서열을 매기기보다는 신체의 좌우를 균형 있게 쓰고 즐겁게 놀 수 있는 기분으로 하는 운동이 적절하다. 나에게 필요한 체력은 동네를 10분 정도 달릴 수 있는 체력 정도로 유지하면 된다. 전 세계 장수마을에 헬스장 출신의 몸짱이 없다는 것에 주목할 필요가 있다. "적절한" 강도로 "적절한" 시간 동안 내가 하고 싶어서 즐길 수 있는 운동이면 제격이다.

6장

질병에 걸렸다면 해야 할 지침

미리 내 병이 다 나았다고 선포해야 한다. 이것이 가장 힘든 부분이고 가장 중요한 부분이다. 마음속 깊이 '나는 정말 다 나았구나'라고 생각을 해야 한다. 성경에 믿음은 바라는 것들의 실상이라고 했다. 믿음, 그 자체가 실상이다. 물론 사람들은 실상을 먼저 보고 싶을 것이다. 하지만 이 세상이 돌아가는 규칙은 믿음이다……. 받은 줄로 믿으라! 따라서 '내가 다시 건강해지면 참 행복할 텐데…'가 아니라 '내가 다시 건강해져서 너무 행복하다'고 외치고 정말 행복해해야 한다. 그래야 건강해진다. 이 원리는 매사에 통한다.

그리고 철저하게 음식을 가려야 한다. 진정한 음식은 내 소장에 살고 있는 유익균이 먹을 수 있는 음식이다. 가장 좋은 음식은 신선한 물과 과일이다. 특히 오전에는 대변을 보는 것이 좋은데, 이때 도움이 되는 음식이 바로 과일이다. 과일은 생식이고, 생식은 화식과 대비되는 말이다. 화식(火食)을 끊는 것이 가장 좋은 선택이다. 사실 영양이 살아 있는 음식은 불을 데지 않은 음식이다. 화식의 반대는 생식(生食)이다. 가능한 날로 먹을 수 있는 것을 택해서 날로 먹어야 하는데, 그야말로 과일과 채소뿐이다. 곡식과 견과류 등 날로 먹을 수 있는 것을 택해서 날로 먹도록 해야 한다. 쌀도 생쌀로 먹을 수만 있다면 먹어야 한다. 온라인 판매점에서 생쌀을 갈아서 파우더로 만든 제품을 팔기도 하니 적극적으로 시도해 볼 일이다.

　생쌀을 우유에 타 먹으면 참 맛있지만, 우유가 불행히도 권장 음식이 아니라서 그렇게 하면 안 된다. 생쌀을 신선한 물에 타 먹으면 가장 좋다. 아침 식사로는 과일, 점심으로는 현미, 생채식, 통곡물, 해조류, 견과류 등으로 식사를 하면 좋다. 저녁은 다시금 과일식으로 하든가 점심과 동일한 방식으로 하는 것이 좋다. 지방은 과하면 안 되므로 견과류도 하루 한 줌 이하로 먹도록 해야 한다. 혈액 속의 지방이 많은 문제를 일으키기 때문이다.

　매일 해야 할 활동으로는 햇빛을 받으며 맨발로 흙을 밟는 것이다. 이를 동시에 하면 금상첨화이고, 물론 따로 해도 된다. 어떻게든 맨발로 흙을 밟아 걸어야 한다. 그러면 두 가지 효과가 있는데, 접지를 통해서 내 몸의 활성산소와 정전기가 빠져나가는 것이 그 첫째요, 흙에 있는 작은 돌멩이들과 나뭇가지들이 내 발바닥을 지압하는 것이 둘째이다. 발바닥은 전신의 축소판이다. 이를 발반사 요법(reflexology)이라고 한다고 했다. 맨발로 흙을 밟고 걷는 것은 전신을 두루 주무르는 것과 다름없다.

7장

통증 셀프 관리법

1절. 통증의 기전

통증의 기전을 먼저 알아야 한다. 통증은 우리에게 아픈 곳의 위치를 정확히 알려 준다. 이것이 무슨 의미가 있는가? 그렇다면 정확히 알려 주지 않는 것도 있는가? 있다. 저림, 온도 차이, 벌레가 기어가는 듯한 이상감각, 불에 타는 듯한 이상한 느낌 등은 정확한 위치를 알려 주지 않는다. 그 둘을 먼저 구분하는 것이 통증을 다스리는 방법이다.

통증은 구심성 체계를 가진다. 즉 아픈 지점에서 머리 쪽으로만 신호를 보낸다. 즉 양방향이 아니라 일방통행이다. 그래서 통증은 '정상 감각'이라고 칭한다. 그렇다면 '비정상 감각'도 있는가? 그렇다. 통증 말고, 저림이라든지, 어디는 뜨겁게 느끼고 어디는 차게 느낀다든지, 피부 표면에 개미가 기어가는 듯한 느낌이 든다든지, 발이 불에 타는 것 같아서 이불을 발로 찬다든지 등은 모두 비정상 감각에 속한다. 그리고 이 비정상 감각은 정확한 포인트를 알려 주지 못하고 머리까지의 경로를 모두 훑어서 살펴보아야 한다.

요약하면, 통증은 정상 감각으로 그 아픈 포인트가 치료의 지점이고, 통증 외의 기타 불편한 감각은 비정상 감각으로 머리까지의 경로를 모두 탐색해서 찾아 줘야 하는 차이점이 있다.

어찌 보면, 통증을 잡는 것은 마치 해답을 펼쳐놓고 수학 문제를 푸는 것처럼 쉬울 수 있다. 왜냐하면 원인이 그 통증 유발점에 있기 때문이다. 하지만 통증 외의 비정상 감각은 그 불편한 감각이 느껴지는 데부터 머리까지 경로상에서 마치 누수된 곳을 찾듯 찾아야 한다. 통증보다 한 수 위의 고난도 문제인 셈이다. 그래도 어렵지는 않다. 다소 번거로울 뿐이다.

2절. 진통제의 허와 실

진통제는 통증 신호(pain signal)를 차단하는 역할을 해서 결국, 근본 치료를 늦추게 하여 우리를 더욱 고통스럽게 만든다. 마치 울리는 핸드폰이 시끄럽다고 옆 버튼을 눌러 소리만 꺼 버리는 꼴이다. 전화가 울리면 "여보세요?" 하고 받아야 한다. 급하고 중요한 전화이면 어쩌겠는가? 진통제는 이와 똑같다. 아픈 지점에 문제가 있는데, 이게 성가시다고 간편하게 진통제를 복용해 버리면, 통증을 느끼지 못하므로, 치료 시기를 놓치고, 문제가 생긴 부위는 더 악화되고, 종국에는 일이 더 커져 버린다.

그럼, 진통제를 먹지 말아야 하나? 그건 개인의 선택이다. 진통제의 역할을 알았으니, 각자가 선택하길 바라지만 그래도 조언하자면 극심한 통증에는 진통제를 복용하면서 아픈 부위를 치료해야 한다. 그렇지 않다면 가급적 진통제를 찾지 말아야 한다. 언 발에 오줌 눌 순 없지 않은가.

8장

통증 관리법의 실천법

1절. Quality 심화편

"You are what you eat." 지금 여러분의 모습은 지금까지 먹은 음식의 결과라는 서양 속담이다. 피가 탁하냐 맑냐의 차이는 음식에서 오고, 꽤 오랜 시간에 걸쳐서 생성된다. 피가 맑아지면, 즉 컨디션이 좋아지는지는 빠르면 2주면 느끼고, 늦어도 11개월이면 체감할 수 있다. 지금부터 일 년 전의 몸과 지금 내 몸은 단 하나도 동일한 것이 없다. 우리 몸의 세포는 37조 개 정도로 되어 있는데, 단 하나도 일 년 이상 유지되는 것이 없다. 가장 늦게 교환되는 세포는 두개골 세포인데, 그래도 11개월이면 전혀 새로운 세포로 교체되어 있다.

피가 맑아지려면 무엇을 먹을지가 관건이 아니라 무엇을 먹지 말아야 할지가 관건이다. 술, 고기, 생선, 계란, 유제품이 피해야 할 음식들(edible things)이다. 지금부터 이 다섯 가지를 끊으면 빠르면 2주 만에 피가 맑아져 컨디션이 좋아짐을 느낀다.

▲ 술: 술은 약물이다. 우리 몸의 통증은 간(肝)에서 조절하는데, 간은 알다시피 해독작용을 하고, 술을 마시면 간이 할 일이 늘어서 치유에만 집중하지 못한다.

▲ 고기: 과도한 동물성 단백질로써 이를 과하게 오랜 기간 먹으면 창자에 구멍을 뚫어 소위 '새는 장 증후군'(leaky gut syndrome)을 만든다. 대변으로 빠져나가야 할 독소

(endotoxin)가 드디어 내 몸속으로 입성하는 첫 단추가 된다. 혈액을 타고 전신 어디든 가서 문제를 유발할 수 있다. 단백질을 섭취하기 위해 고기를 먹어야 한다고 떠드는 방송은 꺼 버려라. 방송에 돈줄을 대는 광고주를 대변할 뿐이다. 여러분 주변에 단 한 명이라도 단백질 결핍증에 걸린 사람을 본 적이 있는가? 단백질은 결핍이 아니라 과도해서 문제이다.

▲ 생선: 우리가 먹는 고등어, 참치, 연어는 바다 생태계의 거의 최상위 포식자로서 그 안에 메틸수은이라는 독성물질이 축적되어 있다. 우리가 생선을 먹으면 그 메틸수은 덩어리가 홀라당 우리 몸속에 쌓이게 된다. 메틸수은이라는 독성물질이 체내에 축적되면 운동신경계에 문제를 일으킨다. 가급적 가끔 먹자.

▲ 계란: 비소와 황이 문제다. 계란은 완전식품이라고 포장돼 있지만 사실 비소라는 발암물질과 계란 썩은 내의 원천인 황이 다량 함유돼 있다. 몸에 좋을 리 만무하다. 계란도 맛으로만 먹자. 찜질방에서 계란과 식혜는 참 맛있게 먹을 수 있지 않은가. 내가 말하고자 하는 바는 계란을 건강에 좋다고 여겨 매일 두 개씩 먹는 행위는 멈추자는 말이다.

▲ 우유: 우유에 함유된 과도한 동물성 단백질이 문제다. 과도한 동물성 단백질을 우리 몸이 처리하려면 대가를 지불

해야 하는데, 그 대가는 칼슘이다. 뼈 튼튼해지려고 마시는 우유가 오히려 우리 뼈를 약하게 만드는 모순이 여기서 발생한다. 우유 섭취량(고기, 계란 다 마찬가지)이 많으면 많을수록, 골다공증 비율이 올라간다. 우유 섭취량이 높은 나라일수록 엉덩이 골절률이 높다. 비단 우유만이 아니라, 치즈, 버터(버터가 들어간 빵), 요구르트, 요거트 모두 포함이다. 그러면 꼭 나오는 질문이 있다. "그럼 뭐 먹어요?" 정답은 현미, 채소, 과일, 감자, 고구마, 옥수수 등이다. 하루에 필요한 단백질은 23g 정도 되는데, 그것도 두 배 잡아서 하는 말인데, 감자 한 알에 40g 정도의 단백질이 들어 있다. 칼슘 섭취가 걱정되는가? 모든 채소에는 칼슘이 들어 있지만 지상 최대의 칼슘 원천 식품은 깨이다.

2절. Quantity 심화편

많은 피를 얻기 위해서는 음식다운 음식을 먹어야 한다. 앞에서 언급한 'food'와 'edible things'의 차이를 알아야 한다. food(음식)는 현미, 채소, 과일, 감자, 고구마, 옥수수 등이다. edible things는 말 그대로 '먹을 수 있는 것들'이다. 가령, 콜라, 아이스크림, 식용색소, 각종 첨가물 등이 여기에 속한다. 음식을 정의하는 기준은 우리 몸속 소장에 사는 수없이 많은 유익균이 좋아하는 것이라고 할 수 있다. 현미, 채소, 과일 등이 몸속에 들어오면 유익균이 좋아한다. 고기, 생선, 계란, 유제품, 빵, 탕후루 등이 들어오면 인상을 찌푸릴 것이다. 내 몸속에 음식(food)을 넣어 주면 서서히 혈류량이 늘어난다.

An apple a day keeps the doctor away. '하루에 사과 한 알은 의사를 멀리할 수 있다.'는 표현을 기억하자. 물론 아침에 먹는 사과, 빈속에 먹는 사과를 말하는 것이다. 다만, 단기간에 혈류량을 늘리려면 한약을 쓰면 된다. 당귀, 천궁, 작약, 지황 같은 보혈, 생혈, 활혈시키는 한약재를 기본 베이스로 하는 사물탕 계열의 약을 내 몸의 상황에 맞게 진단받고 복용하면 좋다.

3절. flow/circulation 심화편

아픈 곳은 꾹 눌러 주면 된다. No pain, no gain. 아픈 곳을 더 아프게 눌러야 하는 이유는, 아픈 곳은 신선한 피가 통하지 않는 곳이다. 그렇기 때문에 꾹 눌러 주는 자극을 하면 눌렀다가 떼는 행위로 펌핑이 되면서 피가 통하기 시작한다. 그 피가 맑은지 탁한지는 그다음 문제이고 우선은 어떤 품질의 피든 간에 피가 통하게 되어 좋아진다. 거의 다 말라버린 스펀지를 쥐어짜면 수분을 조금이라도 느낄 수 있는 느낌이라고 할까. 그렇게 꽉 쥐듯이 우리 아픈 곳에 자극을 주면 그곳이 살아나기 시작한다. 그것이 근육이든 힘줄이든 인대든, 심지어 뼈든 간에 자극을 주면 소생하게 된다.

동남아 여행을 가서 마사지 받을 때의 느낌을 떠올려 보자. 잘하는 지압사들이 마사지를 해 주면 보통은 "아프면서 시원한 느낌"을 받게 된다. 만약 통증이 있는 곳을, 소위 통증처를 엄지손가락의 바닥 면으로 누르면 무척 아프다. 하물며 손가락을 구부려 손가락뼈마디로 누르면? 당연히 더 아프다. 푹신한 쿠션이 사라지고 딱딱한 뼈로 누르기 때문이다. 하지만 그만큼 강한 압력이 형성돼 더 센 자극을 줄 수 있다.

거기서 더 나가서 단단한 도구를 사용하면? 그리고 더 좁은 면적으로 하면? 그러다가 뚫리면? 그렇게 발전하여 한의원에서 사용하는 침 단계의 굵기까지 간 것이다. 여담이지만 침은 뾰족하지 않다. 그 끝을 보면 둥글게 깎여 있다. 엄지손가락의 푹신한 면에서부터 침까지 점차 단단해지고 면적이 좁아져 우리의 통증점을 치료하는 것이다. 그 중간의 어느 단계까지는 마사지처럼 시원한 자극을 주지만 치료와는 거리가 멀고, 더 강해져서 참기 힘든 단계부터는 무척 아프지만 치료 효과가 커지기 시작한다.

'No pain, no gain'이라는 표현은 치료에 있어서도 적절하다. 아파야 낫는다. 아프도록 자극하고 속히 치료되는 길을 택해야 한다. 눌렀다가 떼는 행위를 하면 그 통증점을 낫게 해 준다고 했는데, 더 자세하게 들어가 보면 그 통증점을 이루고 있는 세포들이 회복되는 것이다. 왜? 펌핑이 되면서 혈액이 공급되기 때문이다. 결국 물체가 아닌 인간이라는 생명체는 혈액이 돌면 낫는다. 세포에 산소와 영양이 풍부한 혈액이 돌면 소생한다. 그래서 맑은 피를, 많은 피를 확보해야 통증이 쉬이 해결될 수 있다. 물론 그렇다면 애초에 아프지도 않을 수 있다. 필자가 한의원에서 하는 치료는 이 부분이 대부분이다. 내원한 환자분에게 납득이 되게끔 설명을 통해서 음식을 가려먹을 것을 조언하고, 한약으로 혈류량을 늘리고, 강하게 눌러서 자극하고, 침으로 치료하고 부항으로 어혈을 빼내고 하는 행위는 지금 말하는 flow/circulation 부분이다.

4절. 목과 어깨의 기초편 - 쓰담봉으로 관리하라

먼저 상대방을 측면으로(좌측 또는 우측 옆으로) 눕힌다. 올라간 쪽 팔을 옆으로 내리게 하거나 살짝 뒤쪽으로 떨구게 한다. 목빗근과 사각근 위주로 여러 차례 왕복하여 쓰담봉으로 마사지를 해 준다. 처음부터 강하게 하면 통증이 심해서 치료의 에너지가 돌기보다는 방어 기전이 돌아서 도리어 역효과가 나므로 봉 자체의 무게로 시작해서 점차 적응 시간을 갖게 하고 최종적으로는 강한 힘으로 눌러도 되게끔 단계를 두어 시작한다. 보통은 열 차례의 왕복을 옆면과 앞면을 각각 해 준다.

그리고 몸은 그 상태로 두고 고개만 더 베개에 파묻게 해서, 가령 우측 어깨와 팔이 위로 올라와 있고 왼쪽 어깨와 왼쪽 귀가 눌린 상태로 처음 시작했다면, 좌측 이마와 눈이 베개에 파묻히게 고개를 돌리게 한다. 이때 눌린 쪽 어깨를 빼지 않도록 주의한다. 그렇지 않으면 목에 걸리는 긴장(tension)이 떨어지기 때문이다. (쉽게 말하자면, 측면으로 누운 상태에서 몸은 그래도 정지하고, 고개만 베개 쪽으로 돌려 이마가 베개에 닿게 한다.) 특히 목덜미 근육을 봉으로 자극할 때 강한 예민통을 느낄 수 있는데, 이는 머리의 무게가 가장 많이 걸리는 부분이 자극되기 때문이다. 이 부분은 유양돌기 뒷부분의 두판상근이라는 근육인데, 보통 머리 무게가 5.8kg이나 나가는데 이 무게를 지탱할 때 가장 많은 힘을 받는 부위이다. 그래서 미리 고지를 하고 시작하는 편이 상대방이 마음의 준비를 하게끔 하는 시간을 줄 수 있어서 좋다. 역시 열 차례 왕복을 하고 좀 더 목 뒷덜미 쪽(두반극근)으로 다시 열 번 정도 반복을 한다.

그리곤 일어서서 아주 강한 압으로 두판상근과 유양돌기가 만나는 곳을 누르되 목이 아닌 머리 방향으로 힘을 주도록 한다. 천천히 대략 다섯을 세면서 상대가 이를 버티도록 돕는다. 그리고 힘의 방향을 수직으로 내려서 다시금 다섯을 세며 강하게 누른다. 그리고 마지막으로 더 봉을 굴려 내려가서 목덜미의 중간 정도에서 다시금 강하게 누른다. 머리 쪽에서 목으로 갈수록 자극이 강하게 느껴진다.

그렇게 반대쪽도 한다.

이제 하늘을 보고 바로 눕도록 하고 베개를 뺀다. 그리고 봉을 목 뒤쪽으로 넣어서 목의 좌우를 세 곳으로 나누어서 자극해 준다. 좀 전의 방법과 다른 점은 목의 근육은 중력으로 인해 아래로 처지는데, 봉으로 위로 쳐올리는 자극을 주기 때문에 좀 더 완만하고 시원한 자극으로 갈 수 있다.

목은 우리 몸이 스스로 치유하는 에너지가 돌도록 자극되는 곳이다. 이를 '부교감 신경체'라고 부르며 머리로 흐르는 뇌 혈류량에 있어서, 특히 치매나 인지장애, 심지어 이명, 난청을 예방하기도 하고 치료하기도 하는 곳이다. 양 어깨는 특히나 머리로 흐르는 뇌 혈류량을 좋게 해 주는 펌프이다. 그러므로 무거운 머리 무게로 인해 늘 압력이 차 있는 목과 어깨를 부드럽게 매일 풀어주면 금상첨화일 것이다.

만약 고질적으로 오래되어 뭉치고 메말라 있는 근육이 있다면 더 좁고 긴 쇠막대로 강하게 눌러 주면 좋다. 끝이 편평하면서 둥글고 지름이 6㎜에 길이가 6㎝ 정도면 좋다. 30초 정도 30kg 압력으로 눌러 주면 고질적으로 뭉친 곳이 풀린다.

5절. 허리는 쓰담콘으로 관리하라

한의원에는 그렇게 많은 환자가 허리 통증으로 내원한다. 가장 많이 호소하는 허리 통증의 위치로는 요천추관절, 흉요추관절, 옆구리에 해당하는 요방형근 부분이다. 보통 이 셋을 치료하면 어떤 허리 통증도 잡을 수 있다. 여기서는 치료자를 위한 정보를 제공하기보다는 일반인이 스스로 할 수 있는 관리법을 위주로 설명하겠다.

우선, 지압(finger pressure)이다. 가족이나 지인끼리 아픈 부분을 강하게 눌러 줘야 한다. 오른손잡이라면 오른손 엄지로 아픈 부분을 촉지하고 좌측 엄지로 우측 엄지에 덧대어 더 강한 힘으로 꾹 눌러 준다. 상대방이 아플 정도의 압으로 강하게 눌러 주고 같은 힘으로 10초 유지한 후 떼어준다. 이렇게 하기를 다섯 차례 해 준다. 그 부분의 줄기를 따라서 위쪽으로도 세 번, 아래쪽으로도 세 번 해 준다. 그리고 쓰담 봉을 사용하게 되면 옆면으로 문질러서 근 긴장을 풀어주고, 양 모서리로 더 강한 압으로 내 몸을 싣고 눌러 주어 상대가 '악' 소리가 날 지점까지 간 후 누르는 힘의 변화 없이 20초 정도 눌러 준다.

우리가 만약 가죽으로 된 지갑을 샀다고 치자. 새 제품이고 사용감이 없으므로 지갑은 굉장히 뻣뻣하고 딱딱할 것이다. 그런 지갑은 세월이 지나면서 부드러워진다. 만약 당장 오늘 산 가죽 지갑을 부드럽게 만들고 싶다면? 새 지갑을 아까워하지 말고 지갑을 열심히 구부리고 펴고, 구부리고 펴고를 반복하는 것이다. 그러면 이윽고 새 제품에서 사용감이 생긴 제품으로 될 것이다. 중학교 때인가, 입학 선물로 아버지가 구두를 사주셨는데, 항상 넉넉한 사이즈가 아니라 딱 맞는 사이즈로 사주셨다. 그 이유인 즉슨, 구두는 신으면서 내 발에 맞춰 늘어난다는 것이었다. 초반에는 발뒤꿈치도 아프고 발등도 아프고 하지만 결국 시간이 지나면 그 불편함이 해소된다.

같은 이치이다. 허리도 이와 똑같다. 평상시에 고정된 자세로 오래 앉아 있거나, 오래 서 있으면 허리가 굳는다. 딱딱해지는 것이다. 그러면 허리의 근육과 근육 사이에 있는 신경과 혈관이 눌리면서 불편감을 느끼고, 더 시간이 지나면 통증을 느끼게 된다. 통증은 정상 감각으로서 통증처가 해결처이다. 통증처의 근육이 혈류량을 잃으면서 딱딱해진 것이다.

혈류량은 '피가 흐르는 양', ⟨flow+quantity⟩라고 해 두자. 피가 많지 않아서 흐르지 않을 수도 있고, 그렇게 해서 근육은 더 굳게 되어 피가 흐르지 못할 수도 있다. 그래서 여기서 하고자 하는 말은 가죽 지갑과 가죽 신발의 사례처럼, 허리 근육을 구부렸다 폈다를 반복하라는 말이다.

사용감 있는 제품을 만들듯, 내 허리 근육을, 사실 어디 근육이든, 사용감 있는 상태처럼 만들라. 머릿속에 허리 근육을 떠올리고 그 근육이 가령 5㎝라 가정하고 이리 비틀고 저리 비틀어서 6㎝로 만든다고 생각하라. 서서 앞으로 숙여 손이 바닥에 닿고자 하는 자세를 취하면 허리 근육은 당연히 늘어날 것이다. 그 늘어남을 견뎌야 한다. 반대로 뒤로 젖히는 자세를 취하면 허리 근육은 그만큼 수축할 것이다. 앞으로 숙이고, 뒤로 젖히고 하는 동작을 반복하면 허리 근육은 신축성이 생길 것이다. 우리는 하루 몇 회 몇 번에 익숙하므로 그렇게 과제를 제시한다면, 앞으로 숙이고 30초 버티고, 뒤로 젖히고 20초 버티는 것을 한 세트로 해서 다섯 세트를 하면 된다.

이 동작을 할 수 있는 상태는 그나마 허리 근육이 건강한 상태이다. 허리 통증이 심한 상태에서는 이런 동작을 하기가 참으로 힘들다. 이럴 땐 바닥에 엎드려서 하면 도움이 된다. 배를 깔고 엎드린 자세에서 양 팔을 얼굴 옆에 두고 팔을 펴면서 상체를 세우는 것이다. 이 자세는 요가에서 '코브라 자세'에 해당한다. 이는 허리 근육을 수축시키는 자세로 등부터 허리까지의 길이를 줄이는 동작이다.

여기서 이 말을 꼭 해 둬야겠다. 우리가 느끼는 통증은 근 긴장에서 오고, 근 긴장을 해소하기 위해서는 수축과 이완을 반복해야 한다. 즉, 코브라 자세는 허리 근육을 수축시키는 동작이다. 그렇게 10초~30초를 유지한다. 그러고는 바로 무릎을 꿇고 앉는다. 이제는 이완이다. 엉덩이가 발뒤꿈치에 닿게 앉아서 상체를 숙여 몸을 말아서 이마가 내 무릎에 닿게끔 한다. 실제 닿을 수도 있고 그에 미치지 못할 수도 있다. 그 동작을 또한 10초~30초 유지해 준다. 이 자세를 '아기 자세'라고 칭하자. 코브라 자세와 아기 자세를 반복하는 것이 내 허리 근육을 수축시키고 이완시키는 것이다.

이제는 허리 근육의 좌우 옆면의 긴장을 풀어줘야 한다. 무릎을 꿇고 앉아서 바닥에 손을 짚지 않게 조심하면서 내 엉덩이를 좌우 바닥으로 내리는 것이다. 손이 바닥에 닿지 않게 하는 편이 더 어렵기 때문에 조심히 하라는 것이다. 오로지 내 허리 근육만을 강화하기 위한 움직임이라서 그렇다. 한쪽은 수월하고 다른 한쪽은 비교적 불편하게 내려갈 것이다. 이는 일상생활에서 좌우가 다른 생활을 오래 해 왔기 때문이다. 이렇게 균형을 잡으면서 엉덩이를 좌우로 내리는 동작을 통해서 허리 옆 근육의 긴장을 풀어줄 수 있다. 역시 십여 초가 흐르는 시간 동안 이자세를 유지하고 역시나 손으로 바닥을 짚지 않은 상태로 다시 원래의 무릎 꿇는 자세로 돌아온다.

최종적으로는 요가에서 왕과 여왕 자세라고 할 수 있는 물구나무서기와 어깨 서기를 해 준다. 이 자세는 모든 요가 자세를 통합하는 자세라고도 하는데, 비단 허리 근육에만 도움이 되는 자세가 아니라 전신의 근육을 모두 활용하게 하는 자세이니 매일 연습을 하다 보면 어느 날 완성케 될 것이다.

혼자서 스스로 허리 통증을 치료하는 방법인데, 먼저 준비할 것은 딱딱한 야구공이다. 시중에 파는 야구공은 경(硬)/연(軟) 두 종류가 있다. 딱딱한 것이 좋으나 너무 아파서 힘들다면 부드러운 표면의 야구공으로 시작해도 좋다. 이도 힘들면 테니스공도 좋다. 본인을 누군가 해 줄 사람이 있다면 골프공이나 고무공도 미리 준비해 두자. 하늘 보고 누운 자세에서 야구공을 내 허리 밑에 두고 깔아뭉갠다는 심정으로 누른다. 사실 내 체중으로 야구공이 눌리기 때문에 굳이 힘을 들이지 않고도 깊은 근육까지 deep tissue pressure가 된다.

이렇게 저렇게 자세를 고쳐 잡고 각도를 잡아서 내가 느끼기에 가장 예민하고 예리한 자극이 되는 지점에 공을 위치시키고 그 자세로 30초에서 1분을 유지한다. 그리고 살짝, 아주 살짝 좌우상하로 옮겨서 또 유지한다. 그렇게 10분 정도로 하고 나면 딱딱했던 허리 근육이 펌핑이 되면서 피가 돌기 시작한다.

혹시나 같이 해 줄 친구나 가족이 있다면 50㎝ 정도 되는 봉으로 허리 통증의 주범이 되는 요방형근을 밀대로 밀듯이 밀어줄 수 있다. 양옆에 있는 요방형근을 가벼운 압으로 누르며 밀어주는 것이다. 그리고 알아야 할 것이 허리 근육은 엉덩이 근육과 복부의 복근이 함께 상체를 세우는 것인데, 복근은 차츰 무력해지고 엉덩이 근육은 굳어 가면서 허리 근육만으로 내 상체를 세우려다 보니 무리가 가는 것이다.

결론은 세 근육이 할 일을 한 근육이 도맡게 되면서 생긴 일이니, 요방형근을 봉으로 미는 김에 좀 더 아래에 있는 엉덩이 근육, 더 정확히는 중둔근을 같이 풀어주면 좋다. 같은 요령으로 밀어도 되고, 봉 끝으로 꾹 눌러 주는 것도 좋다. 봉 끝으로 중둔근을 세 지점으로 나눠 한 곳씩 꾹 누르고 15초 정도 속으로 수를 센 다음 떼고 다음 위치로 옮겨서 같은 요령으로 한다. 그리고 다시 허리 근육으로 올라가서 대각선 방향으로 요방형근을 봉 끝으로 눌러 주고, 이번엔 수직으로 봉을 세워서 지면 방향으로 역시 꾹 눌러 준다. 봉 끝에는 쿠션 역할을 해 줄 고무가 달려 있기 때문에 상처를 입히지 않고 이 작업을 할 수 있다. 허리 근육을 풀어주고, 엉덩이 근육을 풀어줬으면 이제 하늘을 보고 누워서 배에 있는 근육을 풀어서 저 깊이 있는 장요근까지 풀어주면 완성이다. 이 책에서는 지칭하기 쉽게 쓰담봉, 쓰담콘이라고 지었다. 꼭 이것이 아니더라도 유사한 도구로 활용해도 좋다.

그렇게 해도 근육이 풀어지지 않는 경우가 있는데, 이는 근육에 전혀 혈류량이 없기 때문이다. 만약, 어린 시절에 찰흙을 가지고 놀아 본 적이 있다면 떠올려 보자. 처음 산 찰흙은 촉촉하니 수분이 배어 있다. 그러다가 잠시 몇 시간 며칠을 그대로 두고 다시금 가지고 놀기 위해 주물러 보면 금세 딱딱해져 있는 찰흙을 만지게 될 것이다. 이때는 분무기로 물을 뿌려 가며 주물러서 다시금 살리는 방법을 쓴다.

우리 근육도 마찬가지다. 허리 근육뿐만 아니라 어디 근육이든 결국 이 근육을 살려내는 것은 내 몸의 혈류다. 찰흙에 수분이 필요했다면 근육 역시 마찬가지이다. 근육의 수분에 해당하는 것이 혈류 아니고 무엇이겠는가? 내 몸의 혈액을 늘려주는 방법은 음식을 잘 선택해서 섭취하는 것이다. 다만 이는 시일이 오래 걸릴 수 있으며 이때는 한약의 도움을 받으면 빠르다. 당귀, 천궁, 작약, 숙지황 같은 보혈, 활혈, 생혈시켜 주는 한약으로 내 몸의 혈류량을 비교적 단시간에 늘릴 수 있다.

네 가지 약제가 들어간 한약을 '사물탕'이라고 하는데, 사물탕에는 종류가 십여 가지가 넘으니 주변 한의원에 가서 정확히 맥을 짚고 지을 일이다. 가끔 환자분들이 "원장님, 그러면 물 많이 마시면 되겠네요?" 하시는데, 꼭 그렇지는 않다. 물이 아니라 혈류량이 늘어야 한다. 여담이지만, 물은 하루 2L라고 찰떡같이 믿는 분들이 많은데, 그렇게 생수를 마시다가는 신장에 무리가 되어 도리어 건강을 악화시킬 수 있다. 우리가 마시는 물은 음식에 포함된 물까지 모두 포함이다. 즉, 생수로 마시는 물만 2L

를 마시는 것이 아니라는 말이다.

여담이지만, 소위 미네랄워터라고 해서 값나가는 물이 많지만, 우리 몸이 소화 흡수시킬 수 있는 미네랄은 유기 미네랄이다. 시중에 파는 광천수는 무기 미네랄로서 화학기호 'C(Carbon, 탄소)'가 없다. 유기 미네랄은 식물이 토양으로부터 흡수하고 광합성을 하여 만들어진다. 그러니 과일과 채소를 먹으면 유기 미네랄이 흡수되며, 채소 과일에는 90% 이상의 수분이 있으므로 구태여 생수를 마실 필요를 느끼지 못할 것이다. 물은 갈증을 느낄 때만 마시는 것이다. 머릿속에 하루 2L를 지우라.

한 가지 더 알아야 할 일은, 요추 2번은 '신수', 요추 4번은 '대장수'라고 한다. 신장과 대장이 좋지 않을 경우에도 그 표면에 있는 허리 부분이 아플 수 있다. 이때는 신장이면 신장, 대장이면 대장을 각각 치료해 줘야 허리 병이 낫는다. 또한 반대로 허리 근육이 문제가 생겼는데 이를 방치하고 오래 두면 해당 장기에 악영향을 끼칠 수 있다. 어느 경우든 원인을 정확히 진단하고 치료하면 좋으나 우선은 여기에 언급한 대로 관리하게 되면 어느 경우든 간에 자극이 가고, 그 자극은 혈류를 돌리기 때문에 문제가 해결될 수 있다.

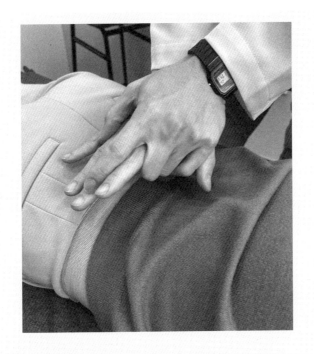

허리를 눌러줄 때는 한 번에 강한 압으로 누르지 않고, 속으로 숫자 하나, 둘, 셋을 세면서 서서히 진입해 점점 강도를 세게 눌러 줘야 한다. 그리고 최대치에 도달했을 때는 강약의 조절 없이 그 자세와 강도로 유지해 주는 것이 포인트이다. 그렇게 주변 곳곳을 눌러 준다.

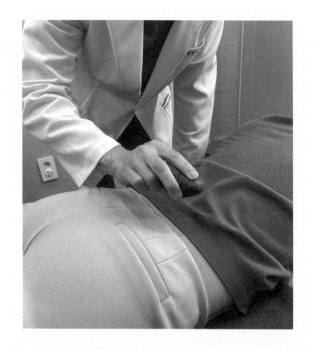

돌처럼 딱딱한 것으로 허리를 두들겨 준다. 상대방이 느끼기에 아파야 한다. (여기서 포인트는 상대방이 통증을 느낄 정도로 두들기는 것이지 통증이 더 세지도록 내리치는 건 아니다.) 한 지점마다 10차례 정도 두들겨 주고, 다음 날에는 30차례 정도 두들겨 준다. 그렇게 좌우 허리 각 다섯 포인트 정도를 두들겨 준다. 얼음팩도 같이 준비해서 열감이 느껴지면 바로 얼음팩을 대어 준다. 주 3회~5회 정도 실시해 준다.

Still in pain?

6절. 목 심화편

목은 너무나도 중요하다. 통증을 느끼는 사람이 요즘 들어 늘어나는 것에도 주목해야 하지만 여러 가지 질환에 목은 너무나도 중요한 부분이다. 머리로 흐르는 뇌 혈류량을 결정하는 것도 목이고 목에서 어깨로 이어지는 부분 역시 너무나 중요하고 특히 어깨는 머리로 피를 보내는 펌프 역할이며, 어깨가 딱딱해지면 펌프가 제 역할을 못 하므로 각종 문제가 발생한다.

당장 떠오르는 통증과 질환에는 경추통, 즉 목이 아픈 것이다. 목이 돌아가지 않는 담 걸린 상태를 한의학에서는 '항강증'이라고 한다. 건강을 정의하는 여러 가지 표현이 있겠지만 저자 생각에는 '내 몸을 느끼지 않는 상태'가 그 지표 중의 하나이다. 목이 신경이 쓰인다면 그곳에 문제가 있는 것이다. 목이 건강하지 않다는 것이다.

이명, 난청도 목에서 온다. 귀에 있는 고막과 이어진 흉쇄유돌근 라인으로 해서 문제가 생기면 귀 문제가 생긴다. 흉쇄유돌근은 말 그대로 흉골, 쇄골, 유양돌기 세 곳에 붙는 근육인데 이 근육은 목뼈에 직접 붙진 않지만 고개를 돌려주는 데 있어서 아주 중요한 근육으로서 얼굴 쪽 문제를 해결해 주는 키포인트 근육이다. 두통, 어지럼증, 이명, 난청, 두피 불편감, 귀 불편감, 눈 떨림, 입술 떨림, 구안와사, 치매 등 각종 인지장애, 건망증 등등

어깨라인 위쪽으로 발생하는 모든 문제의 첫 해결책의 포인트
가 목이다.

목 통증에는 다음 근육들을 치료해야 한다. 중요도에 상관없
이 나열하자면, 흉쇄유돌근(목빗근), 사각근, 후경근, 두판상근,
두반극근, 쇄골하근, 승모근이다. 각 근육의 층을 이해하면 더
좋지만 일반인이 접근하기에는 무리이고, 꼭 그 층을 이해하지
않아도 단번에 좋게 하는 방법이 있다. 스스로 하는 법과 짝을
이루어 하는 법 두 가지를 설명하겠다.

우선 스스로 하는 법은 목 강화 훈련이다. 이는 목이 좋아지게
하는 법인 동시에 목 통증이 애초에 생기지 않게 하는 예방법이
기도 하다. 시간은 총 12분이 걸리고, 필요한 것은 벽과 수건과
시계이다. 우선 벽을 등지고 선다. 그리고 머리는 벽에서 떼지
않은 채 한 걸음 앞으로 나간다. 그러면 벽에 내가 경사지게 서
있는 모습이 될 것이다. 그렇게 요동치지 않고 3분 서 있으면 된
다. 해 본 사람은 알겠지만 처음 1, 2분 정도는 별 반응이 없다가
갑자기 강하게 자극이 온다. 그때부터가 목이 강화되는 시간이
므로 버텨야 한다.

그리고 나서는 바로 뒤돌아서 벽에 이마를 댄다. 뒤통수는 머
리털이 많아서 쿠션 역할을 해 주었지만, 이마에는 머리털이 없
으므로 수건을 겹겹 접어서 대준다. 역시 이마만 대고 발은 뒤
로 한 걸음 가서 마치 얼차려를 받듯 머리 박기 자세로 벽에 이

마를 대고 3분을 버틴다. 그러고는 머리 좌우를 해 줘야 한다. 좌측을 먼저 한다면 좌측에 수건을 대고 좌측 머리 모서리 부분으로 내 체중을 싣고 버틴다. 이때 어깨가 벽에 닿지 않게 해 주는 것에 주의하자.

그렇게 좌우 머리를 다 해 주면, 목에 대한 해부학적 지식이 없어도 내 목 강화는 일단락된 것이다. 도합 12분 걸리는 목 강화 훈련을 꾸준히 해 준다. 통증이 있든 없든 습관적으로 꾸준히 해 준다.

만약 목이 너무 아픈 상태이거나 방향마다 4분이 너무 길고 부담이 된다면 2분씩 해도 좋다. 타이머로 8분을 맞춰 두고 2분마다 몸을 돌려서 각 네 부위로 버티는 운동을 하는 것이다. 필자는 8분 타이머를 자주 하는 편이고, 너무 귀찮고 몸이 고되면 4분 타이머로 하기도 한다. 각 1분씩 유지하는 것이다.

짝이 있다면 이때는 쓰담봉을 활용하면 좋다. 상대를 하늘 보고 눕게 한 상태에서 봉을 목 아래 넣고 목 공간에서 좌우를 쓰담쓰담해 준다. 그러고는 베개를 두고 좌우에서 봉으로 밀어준다. 뒷목을 밀고, 뒷목의 좌우를 밀고, 베개에 눕힌 상태에서 봉을 위에서 아래로 누르면서 밀어준다. 옆 목을 삼등분해서 목젖이 있는 쪽, 귀 아래쪽, 귀 뒤쪽, 이렇게 삼등분을 마음속으로 하고 각 10회씩 왕복해 준다. 반대도 마찬가지이다. 이렇게 10분 넘지 않게 목덜미, 앞 목, 옆 목 좌우를 해 주면 목이 날아갈 것 같은 시원함을 느낄 것이다.

처음에는 무척 아프다. 항상 머릿속에 'No pain, no gain'을 염두에 두고 아프지 않으면 해결되지 않는다는 원칙으로 참고 해야 한다. 나도 해 주고, 나도 받고, 이렇게 짝으로 하는 편이 가장 좋다. 주 3회 정도 10분 내외로 해 주면 목 통증이 날아갈 뿐만 아니라 여기서 파생된 각종 질환 예방에도 좋다.

특히 상경추가 굳으면 세 가지 압이 올라가는데, 안압, 뇌압, 혈압이다. 더욱 강한 자극 주기 위해서는 일어서서 목을 지그시 눌러 준다. 목덜미를 베개에서 자극하기 위해서는 고개를 베개 쪽으로 돌려 베개에 얼굴을 파묻은 상태에서 봉으로 밀어줘야 한다. 이때 눌린 어깨를 빼지 않는 것이 포인트이다. 그래야 해당 목 부분의 표면적이 늘어난 상태로 자극을 받을 수 있기 때문이다.

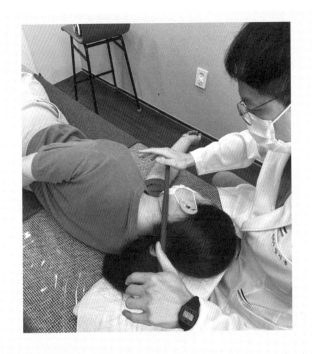

옆 목과 앞 목 부분의 근육을 늘려 준다는 생각으로 밀대로 밀가루 반죽하듯이 밀어준다. 근육의 깊이에 따라서 표층 근육, 심층 근육, 최심층 근육이 있으므로 층마다 문질러 준다는 생각으로 한 층마다 세 번에서 다섯 번 정도 왔다 갔다 해 준다.

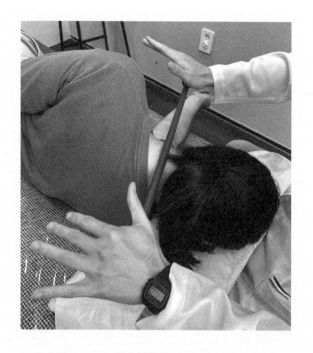

두판상근과 두반극근의 단축된 근육과 머리 부분에 가까운 근육을 부드럽게 풀어 준다는 생각으로 눌러 주기도 하고 비벼 주기도 하고 문질러 주기도 한다. 처음 시행에는 자극이 강하기 때문에 센 힘을 주지 않고 한다. 역시 세 층으로 돼 있다고 생각하고 층마다, 깊이마다 힘을 달리해서 관리해 준다. 환자의 우측 어깨가 뒤로 빠지지 않은 상태로 처음 그대로 눌려있는 것이 중요하다. 그만큼 좌측 목 표면적이 늘어나 있기 때문이다.

7절. 등짝/날갯죽지 통증의 관리법

능형근 부위의 통증을 의미한다. 양 견갑골 사이의, '그놈의 등쌀 때문에 못 살겠다.'라는 표현이 있듯, 굉장히 괴로운 통증이다. 손을 뒤로 해서 만지려고 해도 도저히 닿을 수 없는 곳이다. 물론, 유연한 사람이라면 닿을 수 있겠지만 보통 통증이 있으면 어깨관절과 등 근육이 자연스럽지 못해 손을 뒤로하는 자세부터 힘들 것이다. 혼자서 해결하는 방법은 골프공이나 야구공을 바닥에 놓고 등을 대고 누워 그 아픈 곳에 공이 닿게끔 위치시킨 후 깔아서 뭉갠다.

'taut band'라고 불리는 부분이 있는데, 소위 근복(筋腹)이라고 불리는 곳과 대체로 일치한다. 가장 예민하게 자극이 느껴지는 곳에 공을 위치시킨 후에 하늘을 본 상태로 눕는다. 굉장히 아프다고 느껴지는 곳이 치료가 필요한 부위이다. 그러기 때문에 통증은 '정상 감각'이라고 한다. 아픈 곳이 치료될 점이기 때문이다. 보통은 세로줄을 따라서 경결점의 바로 위와 바로 아래도 자극을 해 주는 것이 좋다. 결국 피가 흐르게 해 주면 낫기 때문이다.

만약 도와줄 친구가 있다면 아픈 사람은 엎드리고 눌러줄 사람은 촉진해 가며 상대가 가장 예민하게 반응하는 부분을 찾아서 쓰담봉의 끝으로 꾹 눌러 준다. 속으로 숫자 셋을 세며 그 숫자에 맞추어 지긋하게 눌러 힘의 강도를 높이고 마지막의 강도를 유지한 상태에서 20초 가까이 그대로 버틴다. 그렇게 경결점뿐만 아니라 그 바로 위, 그 바로 아래도 해 준다. (다만, 갈비뼈가 있는 부위로 상대방이 버티지 못하는 강도까지 할 경우 골절이 생길 수 있고, 갈비뼈 바로 아래 폐에도 문제가 생길 수 있으므로 조심해야 한다.) 그리곤 누른 쪽 팔을 뒤로 돌려, 열중쉬어 자세로 유지하게끔 하고, 눌러 주는 사람이 누운 사람의 어깨 아래에 무릎을 넣어서 견갑골이 더 뜨게 만든다. 그럼 견갑하근을 촉진할 수 있다. 잡아 뜯듯이 견갑하근을 손가락 끝으로 잡고 시행자 쪽으로 집어 든다. 모든 속도는 서서히 한다. 혼자하든 둘이 하든 세 차례 정도면 쉽게 통증은 사라진다. 물론 3주미만 된 급성 통증에 한해서 그렇다. 3주가 넘은 만성 통증이라면 하루건너 하루마다 해 준다.

Still in pain?

8절. 종아리 통증 관리법

종아리 통증은 심각하다. 치료는 쉬우나, 종아리가 통증을 느낄 정도로 시간이 흘렀다면 분명 전신적으로 문제가 생겼을 수 있다. 왜냐하면 종아리는 제2의 심장이기 때문이다. 물론 달리기나 축구 같은 심한 운동으로 생긴 통증이야 이야기가 다르지만, 뭘 하지도 않았는데 어느 날 갑자기 종아리에 통증이 생겼다는 말은 전신과 연관해 생각할 필요가 있다. 특별한 행동을 해서 종아리에 통증이 생겼든, 그렇지 않든 간에 치료법은 동일하다. 우리의 목표는 종아리를 부드럽게 만드는 것이다.

아픈 사람은 엎드리고 상대방이 양 엄지손가락으로 발바닥 방향에서 상체 쪽으로 쭈욱 밀면서 풀어준다. 만약 쓰담봉으로 한다면-쓰담봉이 없으면 대나무든, 밀대든, 커튼 봉이든 뭐든 상관없다. 봉으로 밀대로 밀듯 굴려서 종아리를 야무지게 풀어준다. 가운데 부분, 좌측, 우측, 바깥쪽의 비골근까지 꼼꼼하게 10차례 정도 문질러서 풀어준다. 그리고 승산혈과 승근혈 부분은 지긋이 10초 정도 꾹 깊은 자극을 해 준다. 상대가 느끼기에 아플 정도로까지 자극이 돼야 치유 효과가 높아진다. 온열스톤으로 해 주면 더 효과가 있다. 60도 정도로 온도를 맞추고 부드러운 천을 깐 상태에서 해 준다. 15분 정도 해 주면 종아리가 상당히 부드러워진다. 종아리에 쥐가 자주 나는 사람도 여기서 설명하듯 치유해 준다.

9절. 발목 통증 관리법

아무리 시간이 많이 지나도 저절로 회복되기 힘든 연부 조직이 힘줄과 인대이다. 실제로 내원한 환자 중에 33년 전에 발목을 삐끗해서 지금까지도 불편하다고 호소하시는 분이 있을 정도이다. 우선 강하게 눌러 만져서 아픈 부분을 꾹 잡고 발목을 회전시킨다. 최소 30초간 해 줘야 한다. 손가락을 사용하기보다는 끝이 5~6㎜ 되는 지름으로 된 원형의 판판한 쇠가 있으면 좋다. 그런 도구로 30초간 강한 압력으로 누른다.

10절. 어깨 통증 관리법

어깨 통증은 가장 고통스러운 통증 중 하나이다. 차렷 자세에서 팔을 옆으로 벌릴 때, 처음 30도까지는 극상근, 옆으로 나란히 자세까지는 삼각근, 만세 자세까지는 견갑거근이 주로 작동한다. 어느 각도에서 통증이 심해지고 팔이 올라가지 않는지를 체크한 후에 관리에 임해야 한다. 어깨는 가동 범위가 넓은데, 통증이 유발되지 않는 범위 내에서만 행동하려는 경향이 크므로 더 쉽게 굳는다. 우선은 통증이 유발되더라도 이를 참고 가동 범위를 확보하는 게 우선이고, 그리고 나서 통증을 잡는 게 순서다. 꼼꼼하게 촉진해서 '발목 통증'을 잡는 법과 동일하게 접근한다. 스스로 하건 동료가 있어서 도와주건, 삼각근 부위의 세 부분 정도를 쓰담콘으로 꾹 눌러준다.

9장

키네시올로지(kinesiology) 테이핑의 원리와 방법

너무 지치고 힘들 때 누군가 손만 잡아 줘도 위로가 되는 경험을 해 봤는가? 한의학에서는 이를 허증(虛症)이라고 한다. 어른과 마찬가지로 어린아이들도 낮에 신나게 논 날이면 더욱더 저녁에 잘 때 어려움을 겪는다. 이때 어린아이는 칭얼거리다가 엄마 몸에 손을 닿은 채 이윽고 잠에 빠져든다. 키네시올로지 테이핑은 이와 유사하다. 우리 몸에 발생하는 통증에는 무언가를 대어 주면 도움이 된다.

지금까지는 심리적인 이유이고, 이제는 생리학적인 설명을 하겠다. 키네시올로지 테이핑은 그 표면에 약품이 묻어 있지 않다. 그 테이프는 접착력을 생명으로 한다. 한 번 붙으면 피부를 꽉 잡아 준다. 키네시올로지 테이프는 접착력을 생명력으로 해야 하므로 잘 떨어지는 테이프는 불량이다. 만약 정상적인 부착력을 지니고 있는 키네시올로지 테이프를 피부에 부착시키면 우리가 일상적인 생활을 할 때 부착된 테이프가 우리 피부 표면을 잡아 들어서 주름지게 만든다. 그렇게 되면 피부 아래는 마이너스 압력, 즉 음압(陰壓)이 걸려서 혈액의 관류가 좋아지게 되어 통증이 치유되는 원리인 것이다. 혈액의 관류가 왜 중요하지? 우리 몸의 유일한 치료제는 혈류이기 때문이다.

붙이는 방법을 설명하면 가장 간단하게는 아픈 곳을 도포하듯 붙인다. 그냥 벽지 바르듯 표면에 붙이는 것이다. 그래도 효과가 더 좋게 나타나기 위한 방법을 말하자면, 피부 표면을 최대한 늘린 상태로 붙이면 좋다. 팔꿈치를 예로 들면, 팔을 쭉 편 상태로 붙이는 것이 아니라 팔을 접은 상태로 붙인다. 그러면 팔을 폈을 때 테이프가 쪼글쪼글하게 되어 피부를 잡아들어 올리는 것을 눈으로 확인할 수 있다. 주름이 지면 잘 붙인 것이다.

키네시올로지 테이핑의 또 한 가지 효과는 만약 근육의 결과 나란히 붙이면 마치 근육이 하나 더 생기는 효과를 볼 수 있고, 근육의 결과 수직으로 붙이면 인대가 하나 더 생기는 효과를 본다. 힘이 세진다는 말이다. 그리고 굳이 바짝 당겨서 붙일 필요는 없고, 잡아당기지 않은 상태로 붙인다. 이를 비탄력 부착이라고 한다. 만약 살짝 당겨서 탄력 있게 붙이면 일하는 현장에서, 운동을 할 경우에 활용할 수 있다. 붙이고 휴식을 취하거나 잠을 자야 할 경우에는 비탄력으로 붙인다.

얼마나 오래 붙여야 할까? 필자의 경우 최대 40일 동안 허리에 붙이고 지내봤다. 하루에 샤워를 두 차례를 해도 떨어지지 않았다. 물론 젖은 느낌은 든다. 만약 이 젖은 느낌이 싫다면 드라이기로 말려 주면 된다. 붙인 내내 효과를 봤다. 지금도 진료 중에 수시로 붙이기도, 떼기도 한다. 가장 저렴한 자가 치료법이 아닌가 싶다.

키네시올로지 테이핑을 뗄 때도 요령이 있는데, 벽지 떼듯 확 떼 버리면 피부 손상을 입을 수 있다. 주변 피부를 잡아 눌러 준 상태로 살살 떼야 한다. 환자 중에 한 분이 본인 종아리에 있는 키네시올로지 테이프를 확 떼다가 살갗이 벗겨져 일이 더 커진 경우가 생겼다. 조심히 떼도록 해야 한다.

10장

애매한 불편감. 고질적인 병증.
난치와 불치

1절. 두통

먼저 두통이 있는 부분의 박동을 촉진한다. 강한 압으로 꾹 누른다. 박동이 느껴지는 그 줄기를 타고 목으로 내려와서 단단하게 세로줄처럼 툭툭 걸리는 부분을 도망가지 못하게 잡고 꾹 누른다. 툭툭 걸리는 줄은 마치 전선줄처럼 단단하다. 단단한 부위를 전체적으로 꼼꼼히 눌러 줘야 한다. 누르는 강도는 20kg의 압력으로 20초를 누른다. 또한 정수리의 중앙 부위를 강하게 누른다. 코에서 정수리 쪽으로 선을 긋고, 양 귀에서 정수리 쪽으로 선을 그어 만나는 부위를 눌러야 한다. 그 부위를 '백회'라는 혈 자리라고 하는데, 머리를 리셋하는 자리이다. 도구가 없으면 내 두 손으로 누르는데, 오른손으로 엄지손가락을 말아서 주먹을 쥐고, 말아쥔 엄지손가락의 튀어나온 부위를 그대로 정수리로 가져가서 왼손의 도움으로 꾹 10초간 강하게 누른다. 아프게 눌러 줘야 한다. 그러면 두피 전체가 다시금 적당한 압력을 갖게 되어 고통스러운 두통이 완화된다. 마치 먹통 된 컴퓨터의 리셋 버튼을 누르는 것처럼 말이다.

2절. 안구통

안구통을 느끼는 부위의 귀와 눈과의 사이에서 가느다란 실

같은 것을 촉진해야 한다. 이 부분이 늘어난 힘줄 부분이다. 그 부분을 강한 압으로 눌러 준다. 그리고 귀 둘레에 다시금 가느다란 실같이 툭툭 걸리는 부분을 찾아서 그 부분들을 강하게 눌러 준다. 눈으로 흐르는 기혈을 막는 굳은 근육과 힘줄을 부드럽게 해 주는 방법이다. 또한 양쪽 발뒤꿈치의 바깥 복사뼈 뒤쪽을 강하게 눌러 준다. 그 자리는 '곤륜'이라는 혈 자리로서 목덜미와 어깨, 눈까지 경락이 흐르는 곳으로서 안구통을 치료해 준다. 예민한 사람은 바로 느낄 수 있을 정도로 강력한 곳이다.

3절. 눈 떨림

안구통 내용 참조. 눈 떨림 증상은 사각근과 흉쇄유돌근을 풀어야 한다. 쓰담봉으로 하루 세 차례 10분 미만으로 관리한다. 눈 주변을 감싸고 있는 근육을 안륜근(눈둘레근, Orbicularis oculi muscle)이라고 하는데 그 근육에 피가 돌지 못해서 그렇다. 가장 좋은 방법은 상안검과 하안검의 어혈을 빼주는 극침(棘針) 시술을 받으면 좋지만 그렇지 못할 경우에는 눈 주변의 굳은 근육과 힘줄을 부드럽게 만들어 주도록 두들기고 누르기를 반복해 준다.

4절. 황반변성

황반변성은 시력 저하를 유발하는 퇴행성 질환인데, 이는 눈으로 흐르는 혈류량을 좋게 해 주어 개선할 수 있다. 상안검과 하안검에 어혈을 제거해 생혈이 흐르게 도와주는 극침 시술 치료를 하고, 한의학적으로 눈은 간에 속하므로 간의 열을 낮추고, 또는 허한 것을 보강해 주는 침 치료와 한약 치료를 통해 더 이상의 악화를 막고 개선을 도울 수 있다. 비단 황반변성뿐 아니라 백내장, 녹내장, 눈 피로, 안검하수, 눈 건조 등 눈과 관련된 모든 불편함을 개선할 수 있다.

5절. 고혈압, 당뇨, 고지혈증, 비만, 심장병, 통풍, 생리통, 아토피, 건선

위 질환들은 모두 피가 맑지 못해서 온 병증이다. 5일간 평소 먹던 음식과 작별을 하고 오로지 과일과 채소만으로 하루 식사를 해결한다. 세 가지 타입으로 준비한다. 원재료 그대로 먹거나, 착즙을 내서 먹거나, 주스로 만들어서 먹는다. 주의할 것은 반드시 원재료로 집에서 만들어 먹어야 한다는 것이다. 공장에서 만들어져 판매되는 제품은 좋을 수 있겠지만 본인이 만드는 거에 비해서는 믿을 수가 없다.

과일과 채소만 먹고 무슨 힘을 내서 일하냐고? 이렇게 반문하는 분들이 수없이 많을 것이다. 지상에서 가장 덩치가 크고 힘센 동물인 황소, 기린, 하마, 침팬지 등은 과일과 풀만 먹고 그렇게 큰 힘을 낸다. 당뇨 환자에게 무슨 과일이냐고? 자연이 만들어 준 과일은 순간만 보면 당을 올리지만, 시간이 조금 지나면 다시금 정상으로 돌아간다.

과일을 먹으면 혈당이 오른다고 겁을 주는 의사들과 언론, 광고 및 프로그램들은 1절만 설명하고 2절은 설명하지 않는 셈이다. 올라간 혈당은 각 세포로 보내지기에 다시금 혈당은 정상이 된다. 걱정할 것은 과일의 당이 아니라 고기의 지방이 문제이다. 혈류에 지방이 많으면 당이 세포로 흡수가 안 되는 문제가 발생하기 때문이다. 이렇게 피를 맑히는 음식만으로 5일 동안 지내면서 낮에는 햇빛을 받고 맨발로 흙 밟기를 하면서 내 몸이 건강해졌음에 선제적으로 감사하는 마음으로 온종일 지내야 한다.

6절. 기운 없음, 만성피로

기허증이다. 모든 약속을 취소하고 싶고, 눈 뜨기도 싫고, 심지어 사랑하는 가족도 보기 싫을 때가 있다. 이는 내 건강이 온전치 못해서이다. 우선 인삼 황기가 잔뜩 들어간 한약을 복용하는 편이 가장 빠르다. 그리고 가벼운 근막이완술을 해 주면 좋다. 아주 가볍게 스치듯 피부를 모두 지나가 준다. 강하게 누르는 것이 아니라 약하게, 가볍게 스치듯 피부 마사지를 해 준다. 마치 배가 아픈 아이를 할머니가 배를 문질러 주듯이.

7절. 불면

낮에 햇빛을 받고 맨발로 흙길을 걸어 준다. 그렇게 30분 이상 매일 해 준다. 물론 앞에서 서술한 진정한 음식을 먹는 생활을 해야 한다. 현미 생채식을 통한 자연 식물식으로 하루 식사를 모두 진행해 주고, 특히 이런 분들은 목이 상당히 굳었을 가능성이 크다. 쓰담봉으로 목과 어깨를 풀어 줘야 한다. 그리고 양 어깨에서는 습부항으로 어혈(콜레스테롤)을 뽑아내 주면 좋다.

8절. 두근거림

두근거림은 보통 좌측 심장 쪽에서 느끼는데, 특히 잘 때 두근거림이 심하면 잠자리에 들지 못할 정도로 괴롭다. 여러 가지 원인 때문에 두근거리겠지만, 우선은 좌측 심장 부위의 갈비뼈와 갈비뼈 사이의 근육을 풀어준다는 생각으로 역시 지긋이 강하게 20초 이상 꾹 눌러서 여러 부위를 풀어 준다. 심장이 지낼

공간을 넓혀 준다는 마음으로 늑간을 부드럽게 풀어 준다. 손가
락으로 눌렀을 때 무척 예민하게 아픈 그 부분을 꾹 눌러 줘야
한다.

9절. 비염

우선 유제품을 모두 끊는다. 우유, 치즈, 버터, 요구르트, 요플
레 등은 내부 장기의 표면 장막을 덮어 버리는 원흉이다. 그리
고 양 콧방울의 바깥 선을 따라서 머리 쪽으로 쭉 올라가서 살
과 머리 터럭이 나는 경계 부분을 꾹 10초 이상 누른다. 한의학
에서는 전발제라고 부른다. 유제품을 끊었는데도 비염이 있기
는 힘들다. 자연 식물식을 시작하면 다 낫는 병이다. 비염, 아토
피, 알레르기는 매한가지로 자연이 주는 그대로의 음식만 먹어
도 낫는다.

10절. 이명, 난청

고막은 우리가 아직 나이가 어리고 젊을 때는 괜찮다가 퇴행
성으로, 즉 시간이 지남에 따라서 굳어 간다. 그러면서 고막 테
두리 부분의 장력이 달라지는 것이다. 현악기를 예로 들면 바이
올린 줄을 팽팽하게 조였을 때의 소리와 느슨하게 했을 때의 소

리가 다르듯이 고막의 팽창 정도가 달라지면서 평소 들리지 않아야 하는 소리가 들리는 것이 이명이다. 북이나 장구의 소리도 계절에 따라 다른데, 건조한 겨울철에는 더 팽팽하게 테두리를 당길 것이므로 더 높은 소리가 날 것이고, 습한 여름철이나 장마철에는 반대로 가죽 조직이 늘어날 것이기 때문에 둔탁한 소리가 날 것이다. 그래서 우선은 귀를 열심히 주물러 주고, 귀 바로 아래 이어진 근육이 목빗근인데 쓰담봉으로 열심히 밀어서 풀어 줘야 한다. 그러면 어느 순간 신경이 덜 쓰이는 단계로 접어들고 점차 영원히 사라질 것이다. 난청 역시 마찬가지로 귀 아래 붙어 있는 목빗근을 타고, 어깨와 팔뚝과 손목 부분과 손가락 중 가장 긴 가운뎃손가락 끝부터 풀어 줘야 한다. 툭툭 걸리는 실 같은 부분을 찾아서 부드럽게 해 준다. 끝이 편평한 지압봉이나 쇠막대로 눌러 주는 것이 가장 좋다.

11절. 틱장애, 투레트 증후군, 안면 마비, 근긴장이상증, 사경증, 파킨슨, 턱관절 소리

여기 열거된 난치병들은 모두 치료될 수 있는 병들이다. 특히 상경추와 턱관절 사이의 혈류량이 문제가 돼서 오는 병증들이기 때문에 목과 머리가 붙어 있는 경계 부분에 주목할 필요가 있다. 치료의 목표는 상경추와 턱관절 사이의 길항, 균형, 압력을 균등하게 되도록 맞춰주고, 턱관절 불균형을 해소해 준다.

또한, 대장허증과 간과 신장의 실열을 낮춰 주는 침 치료를 병행해야 한다. 피를 맑게 해야 하므로 철저하게 자연 식물식(과일식, 채소식, 현미식, 불에 익히지 않은 음식)을 해야 한다. 피양을 늘리기 위해서 개인 맞춤 한약을 복용해야 한다. 기본적으로는 혈량을 늘려 주는 약이다. 피의 양을 많게 해서 몸의 독소를 희석, 배출시킨다. 피가 잘 흐르게 하기 위한 침 치료와 추나 치료를 받아야 한다. 이런 병증은 혼자서 하기에는 무리이므로 전문가의 도움을 받는 것이 좋다. 최소 3주간은 치료를 받아야 하며, 빠르면 3주, 늦어도 두 달 내에 완치되거나 증상의 개선됨을 느낄 수 있다. 3주를 잡는 이유는 앞에서 언급한 항상성을 개선해야 하기 때문이다. 본원에서 하는 치료는 3주 동안 하루 세 차례 턱관절과 상경추 사이의 정렬을 맞추는 치료를 한다. 수면을 취할 때는 턱관절이 틀어지지 않도록 치아 사이에 끼우는 교정 장치를 장착한다.

정리글

    우리는 모두 고정관념에 사로잡혀서 살고 있다. 어려서부터 세뇌된 기억 속에서 오늘을 살기 때문이다. 하지만 그런 말 중에서 잘못된 말이 너무 많다.

"골고루 먹어라."
"아침 식사를 든든히 해라."
"계란은 완전식품이다."
"아플수록 더 잘 먹어야 한다."

    골고루 먹는 식습관 때문에 대부분의 병이 생긴다. 골고루 먹으면 안 되고 결대로 먹어야 하며, 자연 식물식을 먹어야 한다. 현미, 생채소, 과일, 감자, 고구마, 옥수수, 해조류, 견과류 내에서 돌려먹어야 한다. 만약 고기를 먹을라치면 고기와 채소를 먹도록 하고, 밥을 먹을라치면 밥과 채소류를 먹어야지, 고기와 밥 혹은 고기와 냉면은 같이 먹으면 안 된다. 밥과 고기반찬은 위장에만 6시간 머물며 우리 몸의 좋은 에너지를 소화하는 데에 낭비하게 된다. 심한 사람은 음식물이 무려 12시간이나 위장에

머무르며 소화에 애를 먹는다. 아침에 사과를 먹으면 속이 쓰리다고 하소연하는 부류가 전날 저녁에 먹은 음식이 아직 위장에 남은 경우이다.

아침 식사는 과일식으로 해야 한다. 과일은 소화가 다 된 음식으로서 위장에 20분 정도만 머물고 통과할 수 있다. 섬유질이 풍부해서 내 몸의 찌꺼기를 싹 잡아끌고 배출시켜 줄 수 있다. 오전의 배출 주기를 잘 지켜 줘야 한다. 그러기에 꾸역꾸역 일반식으로 아침 식사를 하면 안 된다. 배출 주기를 할 때 음식이 들어가면 다시금 소화하는 데에 에너지를 빼앗기기 때문이다.

또 강조하지만, 계란은 완전식품으로 둔갑한 것이다. 하루 먹을 동물성 단백질은 딱 계란 크기만큼이다. 계란을 한 알 먹으면 그날은 다른 동물성 단백질은 먹지 않도록 해야 한다. 계란은 그 크기에 의미가 있다. 하루 먹을 고기나 생선이나 계란의 양은 딱 계란 한 알 크기임을 명심하자.

FDA 승인이라는 말에 현혹되지 말자. FDA 재정의 절반은 제약회사에서 대준다. 슬픈 현실이지만 우리가 아파야만 먹고사는 집단이 있다는 것만 명심하자. 제도를 바꾸는 것은 개인으로서는 역부족이다. 자기 자신과 가족만이라도 잘 지켜 냈으면 하는 마음으로 이 책을 세상에 내놓는다.

생생 리뷰 모음

(개원 이후 금전을 제공하여 네이버 리뷰나 블로그 및 SNS 광고를 단 한 번도 하지 않고 정직하게 자발적으로 달린 리뷰 모음입니다. 하기야 한의원 개원한다고 그 흔한 현수막, 전단지 홍보도 하지 않았는데 리뷰 홍보를 했을 리 만무하지요. 이 자리를 빌려 리뷰 달아주신 모든 분께 감사의 말씀 전합니다.)

xhqht★

친절하시고 깨끗하고 뷰가 좋고… 고문당하는 기분이긴 했지만 안 좋던 부위가 많이 좋아졌습니다. 박살이 날 것 같은 기분이었는데 시원해져서 신기하네요! 또 방문하고 싶습니다!!

카오리★

정형외과. 내과 다 가 봤는데 결국 시간, 돈 낭비만 하고 여기서 바로 담 온 거라고 침치료. 부항. 추나받으니 훨씬 나아요.

네잎클로버★

고통에서 벗어나게 해 주신 인생 한의원입니다~~ 목으로 어깨로 머리로 하루하루 고통의 연속인 나에게 쓰담은 너무 큰 위안이 되는 한의원입니다···. 친절과 최선을 다해 주시는 직원과 원장님 덕분에 점점 좋아지는 나의 몸 상태로 보며 너무 감사히 치료받는 중입니다~^^

청★

어깨가 목을 사랑하는 건지

자꾸 붙을라고 하고

어깨가 목이 되고 싶은 건지

어깨가 머리 자리를 넘보는 건지

아무튼

어깨가 높은 자리 탐내다가 결국 탈이 났습니다.

그래서 버티다가 버티다가

갈비뼈까지 아프고 불편해서 침 맞으러 갑니다.

역시나 쓰담

나이스~!!입니다.

아프다는 건 불편하고 힘듭니다.

각자 자기 자리에 있어야 하고

각자 역할만 제대로 하면 됩니다.

그게 전부입니다.

쓰담 한의원 갔다 오니 조금씩 살 것 같은 어깨입니다.

어깨 힘 좀 빼고 살아야겠다고 다짐을 해 봅니다.

통증을 벗어나게 해 주셔서
감사합니다~~^^

★그게 좋겠다
한동안 못 들른 사이에 뷰맛집으로 가셨더라고요…?!
좋은 터에 실내도 넘나 취향저격…!
저의 행복을 위해서는 다시 안 뵙는 게(?) 좋겠지만…
또 다쳐서 찾아갔습니다….
이번엔 빨리 가서 그런지 몇 번 만에 차도가 있어서 지금은 건
강히 잘 지내고 있습니다~~!
  재치있는 원장님+금손

Ori★
리뷰만 보고 반신반의해서 갔는데 정말 최고의 진료입니다.
  다른 한의원과 다르게 혈자리 풀어주시고 자세한 설명과 추
나덕에 통증이 바로 잡혔네요. 앞으로 한의원은 여기만 이용할
예정입니다.

pmplpk★

교통사고 후 다른 한의원을 다니다가 지인의 추천으로 쓰담 한의원으로 옮기고 치료받고 있습니다. 항상 친절하게 치료 잘 해 주시고 굳이 말씀드리지 않아도 예전부터 아프던 곳까지 콕 콕 집어내 치료해 주시고 아프던 부위가 좋아지는 걸 보니 정말 명의십니다^^

좋은 한의원이 가까운 곳에 있어 너무 좋아요!! 항상 감사합 니다~

rei★

의사 선생님도 간호사 쌤들도 친절하시고

무엇보다 치료효과가 너무 좋으니 멀어도 안 올 수가 없어요 ^^;

불편한 곳에 따라 설명과 함께 시원하게 치료해 주셔서 늘 감 사합니다.

덕분에 아팠던 곳도 많이 호전되서 일상생활 어려울만큼 힘 들었는데 엄청 좋아졌어요♡

덤으로….

한의원 뷰가 이럴 일인가 싶게 예쁘고 쾌적한 환경은 갈 때마 다 기분 좋아지는 또 하나의 이유^^

봄봄★

준비 운동 없이 골프연습을 하다가 허리가 삐끗해서 걷기가 힘들 정도로 많이 아팠습니다.

엉치와 종아리까지 저림도 심하고 목까지 타고 올라가더라구요….

오늘로서 3번째 방문했으며 허리도 많이 좋아지고 걷는 것도 지장 없이 60프로 정도 나은 거 같아요.

20년 동안 허리디스크 고질병을 안고 있다 보니… 이 정도 치료된 것도 감지덕지입니다.

두세 번 더 다니면 많이 좋아질 거 같아요.

정성스럽게 치료해 주시는 한의사님 덕분이에요. 정말 감사합니다.

뚱지★

일상생활 중 허리삐끗으로 인해 지인 추천으로 방문했습니다. 정형외과에서 받는 물리치료랑은 회복되는 속도가 차원이 다르네요. 쓰담한의원 강추합니다. 원장님께서도 친절하게 잘 설명해 주서서 몸에 대한 지식도 덤으로 얻어갑니다. 자주 방문할게요.

덱스터★

늘 친절하게 잘해 주시고

아픈 곳 골라서 집중치료도 해 주시고 정말 좋습니다.

새로 옮긴 위치도 뷰가 좋아서 몸도 마음도 치료되고 갑니다.

새로운 곳에서 번창하세요.

mjcj★

저는 사실 2년 전 처음 방문 후로 단골입니다 ㅋㅋㅋ 아프시면 아무 생각 말고 일단 가 보세요~ 대단히 만족하실 겁니다~ 지난 주말에 애기 유치원 운동회에서… 불태우다가 허리가 ㅠㅠ 곧게 펼 수도 없이 아파서 부랴부랴 예약하고 풀북이라 3일 걸렸네요 ㅠㅠㅠ 침과 부항 추나요법으로 진료받고 바로 허리 펴고 나왔습니다~ 아프신 분 고민하지 마세요. 그냥 가 보세요. 시설 깔끔하고 전혀 한의원 같지 않아요~ 가장 중요한건 원장님 이 정말 열심히 치료해 주시고 관련된 사항들 세세하게 열심히 설명해 주십니다~

anb★

저는 예수보다 제 인생의 화타를 만난 거 같습니다. 저는 취미 생활로 사회인 야구 투수를 하고 있습니다. 투구 후 어깨와 팔꿈치 등등 뭉침 및 불편함이 항상 있는데요 방문 때마다 원장님

및 실장 그리고 간호사님이 친절하게 치료해 주서서 "한 방"에
회복됩니다. 취미로 운동하시고 많이 뭉치시는 분들 한번 방문
해 보세요. 정말 21세기의 화타가 따로 없습니다. ㅎㅎㅎ

낮감독★

허리에 툭 소리와 함께 걷지 못할 통증이 있었는데, 꼼꼼하게
잘 치료해 주셨습니다. 틀어졌던 허리도 금방 제자리를 찾았네
요. 감사합니다.

hon★

한의원을 많이 다녀 보았지만…

여기가 Top입니다!

웬만해서는 리뷰를 안 남기지만…

접수부터 친절과 치료가 너무 좋아서~

후기 남기어 다른 분들께 추천드립니다.

진심으로 감사드립니다.

sid★

선생님께서 너무 꼼꼼히 치료해 주서서 매일 오고 싶어지네
요. 목이 치료 받자마자 아주 가벼워졌어요. ㅎㅎ 선생님 감사
합니다.

tnq★

이곳은 허준의 재림이요 화타의 손길임….

다녀와 보시면 알게 됨.

난참이쁘다★

청주에서 다니는데, 왔다갔다 시간과 비용이 아깝지가 않습니다.

어쩜 아픈 부위를 콕콕 찝어서 치료해 주시는지 그저 신기하고 존경스럽습니다.

선생님과 간호사분들도 너무나 친절하셔서, 진료받고 늘 기분이 좋아져서 나오네요. ^^

★한량님

추나요법 아프지만 참을 만하고요. 정말 시원합니다. 그리고 원장님께서 설명도 친절히 잘해 주시고 무엇보다 치료를 잘 견딜 수 있도록 칭찬을 많이 해 주십니다. ㅋㅋㅋㅋㅋ 이명에 두통까지 오던 어깨와 목 통증도 많이 나아지고 일단 가벼워지는 게 바로 느껴져요.

뚱미녀★

팔이 저려서 잠을 못 자서 힘들었는데 이젠 잠도 자고 저린 것도 많이 좋아져서 넘 좋네요.

푸우공주★

한의원이라는 곳을 처음 방문 후 현재까지 진료받고 있습니다. 처음 갔을 때는 너무 진료를 잘해주셨고 두 번째부터는 내 몸이 나아질 것을 기대하며 다녔습니다. 저는 소음인이기 때문에 태어날 때부터 약한 편입니다. 이번 주 토요일 진료하실 때 제가 힘들어하는 모습을 보고 몸이 나아지지 않으면 책임져 주신다는 말을 들었을 때 너무 감동이었습니다.^^ 원장님도 주말에 쉬고 싶으셨을 텐데 환자를 위해 주말은 쉬지 않고 진료를 꼭 하신다고 말씀하신 게 기억납니다. 제 사촌 동생인 한의사도 추나 하루 하면 하루는 쉰다고 했습니다. 추나라는 치료가 너무 힘들어 의사를 위하는 일이라고 했습니다. 그럼에도 불구하고 환자를 위해 애쓰시는 분을 저는 늘 응원하고 감사한 마음입니다.

cha★

발목이나 삐면 일반 한의원 가면 일주일도 더 넘게 걸리는데 여기는 당일 한 번에 치료됩니다. 치료날만 견디면 다음 날부터 일상생활 쌉가능.

김수★

벌써 9번째 방문이네요. 일단 가면 마음이 편안해지고 아픈
부위 설명도 디테일하게 잘해 주셔서 너무 만족! 대만족!

fnf★

한의학의 오마카세.

한의학의 파인다이닝입니다.

진료비가 전혀 아깝지 않습니다!

파랑★

앉은 자도 일으키신다는 지인의 추천으로 첫 방문이후 벌써
몇 번째인지 모르네요 ㅎㅎㅎ
근골격계 질환으로 내과 빼고 다 가 봤지만 근육을 한 땀 한
땀 만지시며 환부를 찾고 치료해 주시는 모습에 신뢰가 가고 또
치료도 되는 걸 체감하는 중입니다~~
오늘도 잘 치료받고 갑니다. ^^

안주★

출산 후에 아기 보느라 어깨 목, 손목, 발목까지 결렸는데 친

구 소개로 방문했어요! 한 번 받았는데 머리가 맑아지고 몸이 가벼워져서 쭉 다닐 생각이에요. 남편은 거북목으로 방문했는데 거북목으로 고생해서 여기저기 괜찮다는 정형외과, 한의원 다니면서 치료랑 추나받았는데 그저 그랬는데 쓰담한의원이 젤 시원하다고 해서 함께 다니려 합니다~ 원장님 친절하시고 예약제라 기다리지 않아서 좋아요!

꾸우미★
명절에 문여는 병원 찾아왔다가
인생 명의를 만나 버림….

여기 아프다 저기 아프다
주절주절하는 이야기도
흘려듣지 않고 아프다는 곳은
꼭 한 번이라도 만져 주시려는 섬세함.
그리구
매순간 치료를 정성스럽게 해 주시니까
안 나을 수가 없어용. ㅜㅜ

리뷰 안 남기려했는데 채공
오래오래 저희와 함께해융 선생님.

Still in pain?

yki**

한의사 하면 연세 지긋하신 분이 떠오르는데
쓰담한의원 선생님은 찢어진 청바지 입고
진료하시는 모습이 인상적~~ 치료도 어찌나
꼼꼼히 잘해 주시는지 지인들께 마구마구 강추하고 있답니다~~

원빈동생원반60

무거운 걸 많이 들었더니 팔꿈치와 팔목이 아팠지만 일 때문
에 병원 방문이 힘들었는데 주말에도 치료가 가능한 한의원 알
아보던 중 찾게 된 쓰담한의원.
   친절한 간호사님 안내받고 한의사님 등장! 손목 아대를 하고
계시던군요. 치료를 시작하고 얼마 지나지 않아 이유를 알겠더
라고요. 아픈 곳 이곳저곳 만져 주시며 확인하고 또 확인하고
뭉친 곳 풀어주고 뼈는 신장이 담당하며 근육은 간에서 도움이
되는 침치료까지 해 주셨어요. 성심을 다하고 몸과 마음으로 최
선을 다해 치료해 주셨습니다. 그러니 한의사님 손목이 남아날
일이 없겠죠. 열정에 감탄했네요. 너무 감사합니다.
   이 시대 허준이네요~ 한의원 맛집.

갬성알로하

예수설 진짜 잘 남기셨네요. ㅋㅋㅋㅋㅋ

진심 갓갓입니다.

무릎, 어깨 아파서 근 1년째 고생이고
천안 여럿 한의원 가 봤는데
3시까지여서 직장노예는 못 가 보다가
운 좋게 치료받고 짐 예수 만난 기분입니다!

원장님. 너무 감사드려요. 진짜 무릎 통증은 답이 없다 싶은
데 긴 터널이 여기서 종착하지 않을까 하는 희망이 보입니다.

같이 하시는 치료사분 진짜 바빠 보이시는데
친절 끝장 없네요 근데… 엄청 미인이심….
(같은 여자라 한마디 드려 봅니다 부럽ㅎㅎ)

만성통증 직장노예분들.
시간 내서 가보십쇼. 연차 소진 가치가 담뿍 있는 곳입니다.

예수설 남겨주신 분 감사드려요.
제 리뷰도 누군가에게 도움이 되시길 바라요.
주차장에서 집에도 안 가고 진심 담아 써내린 리뷰.

Still in pain?

텅장 가치가 있는 한의원입니다.

욘힝

예수 만나러 가자는 글 보고 바로 예약했어요.

아무래도 30대가 되니까 몸 이곳저곳이 고장 나더라고요.

여하튼 진짜 예수 맞습니다…. 아픈 곳만 딱딱 맞춰서 찍으시는데 소름…. 그리고 치료 후에 진짜 몸이 한결 가벼워졌어요. 그리고 원장님 너무나도 친절. ㅠㅠ 직장 때문에 자주는 못 가더라도 일주일에 한 번은 꼭 방문하도록 노력해 봐야겠어요. 정말 추천합니다!! 그리고 너무 감사합니다. ps. 치료 중에 소리너무 질러서 죄송했어요. 너무 아팠습니다…. 흐규….

명라기93

제가 저희 회사 사람들 몇몇에게 소개해 주었는데 우리는 여기 원장 선생님을 예수 만나러 가자고 합니다.

앉은 사람도 벌떡 일어나게 만드는…ㅋ

쩡언니v

와

진짜 대박이네요.

갈비뼈 통증으로 병원 갔다

효과를 못 봐서 우연히 와 봤는데
언제 그랬냐는 듯이 통증이
싹 없어졌어요.
신기하네요. ㅎㅎ

sys****

진심으로 하는 치료는 엄청난 효과를 봅니다. 선생님 감사합니다. 어느 병원을 다녀도 치료할 때뿐 조금지나면 다시 유턴되어 아픈 상태로 일상생활을 했지만 지금은 많이 호전되어 삶의 질이 달라졌어요. 원장 선생님과 실장님 정말 감사합니다.

에스와이트라이

교통사고로 목어깨가 너무 아프고 전체적으로 몸도 너무 무거웠습니당…. 다른 병원 두 군데에서 지속해서 치료를 받다가 몸이 전혀 달라지지 않아서 소개받아서 방문하였는데 최고네용. ㅠ 맘도 몸도 너무 편하게 진료받고 갑니다. 한 번 받고 이 정도라니…. 자주 자주 오려구요!

Dojin2

담 걸려서 목이 안 돌아갔는데 치료받고 나서 목이 한결 가볍고 편해졌어요. 목뿐만 아니라 몸 전체를 다 꼼꼼하게 봐주셔서 너무 좋았어요.

탄콩이야

대학병원 내과에서도 치료 못 했던 부분을 치료해 주시네요…. 이 동네 최고 병원이네요.

원장님이 정말 친절하세요!!

Amy66

지금까지 다녀 본 한의원 중에 단연 최고라 말할 수 있어요!!! 원장님 실장님 모두 넘 친절하시고 아픈 곳 정확히 짚어 주시고 치료해 주셔서 정말 많이 좋아졌습니다.

yhjin1004

목디스크 진단받은 이후 꾸준히 다니고 있는 한의원~~^^

여기 진짜 너무 좋습니다.

진료받고 몸이 가벼워져서 여기저기 소문내고 다니고 있어요.

저희 친정 부모님도 집만 가까우면 자주 오고 싶다고…ㅎㅎ

qh1225

아픈 곳을 정확히 파악하시고 치료를 정성스럽게 해 주신다는 걸 느꼈습니다. 인생에 주치의 한 명은 있어야 한다고 하는데 전 여기 선생님을 제 평생 주치의로 생각하고 다닐 생각입니다.

런던포그

목이 뻐근하고 아플 때마다 치료받으러 가요.

오픈 초부터 다녔구요, 원장님이 치료에 진심이십니다.

원장님도 직원분도 친절하시고, 다녀 오고 나면 몸도 마음도
건강해지는 느낌이에요^^

Gloria6371

허리 통증으로 세 번째 진료까지 받았습니다! 갈 때마다 편안
하게 해 주시고, 무엇보다 진료받고 나면 너무너무 시원하고 몸
이 가벼워져요! 이런 한의원 진짜 처음이에요!! 침, 부황 이런 거
뿐만 아니라 한의사 선생님이 직접 손으로 치료해 주시느라 너
무 힘드실 것 같지만 ㅜㅜ 오래오래 진료해 주셨으면 좋겠어요!!

비즈맨49

한의원 다니면서 이렇게

시원하게 아픈 데를 잡아주네요.

아주 좋아요.

강력 추천합니다.

첫 번째 방문에 한약까지

주문했네요.

저도 소개받았는데

지인분들 많이 소개시켜 드려야겠네요.

굿입니다.

064Roh

어깨 아파서 몇 개월 만에 다시 찾았는데 여전히 친절하시고 세심하게 잘 봐주세요! 제가 아프다고 느끼는 곳 이외에도 아픈 곳을 찾아서 침을 놔주시네요. 정말 감사했어요. 치료 다 받고 온몸에 땀이 쫙! 순환이 되는 느낌이 바로 왔어요.

제피란스

사무직이어서 거북목이 심해 팔이 너무 아파 방문했습니다.

4번~5번 정도 받으면 될 거라 하셨는데

지금은 안 아프네요^^

설명도 친절히 잘해 주시고 처음 받은 추나 만족합니다. ^^

mjcjhy

신축건물에 크지는 않지만 매우 깔끔해요~ 직원분들 엄청 친절하시고 원장님께서 말씀도 많이 해 주시고 좋아요^^ 추나치료가 엄청 상노동이네요. 굉장히 힘드실 텐데도 항상 친절하게 이곳저곳 잘 봐주시네요~ 몇 년 동안 허리 때문에 고생했는데 여기서 치료받고 지금은 거짓말처럼 많이 좋아졌어요~ 쓰담 매직이네요. ㅋㅋㅋ 저도 추천받고 갔는데 매우 만족스럽네요~ 허리 아프신 분 체형이 틀어지신 분 추천드려요^^

lov**

운동하다 다친 발목 치료를 위해 첫 방문했다 반해서 단골 되어 버렸어요….

원장님이 직접 진료 시간 내내… 소소한 이야기와 함께… 안 좋은 곳에 침 한 대라도 더 놓아 주시고… 땀 흘려 가시며 근육과 관절 풀어주시네요…. 주변 지인들도 근육통에는 아주 직빵이라고 좋아하시는 거 보면 저만 팬은 아닌가 봐요….

암튼 40대에 처음으로 마음에 드는 병원을 찾았네요. ^^

Dojin2

1년 전에 발목 다치고 다른 곳 다녀 봤는데도 계속 아파서 지인한테 추천받아서 갔어요. 추나받았는데 발목이 뽑히는 순간

너무 시원했어요! 전에는 발목이 뻣뻣해서 잘 돌아가지 않았는데 받고 나니 부드러워졌어요~~ 발목뿐만 아니라 거북목이 심해서 굳어 있던 목도 추나받고 나니 한결 가벼워지고 좋았어요 ~~ 원장님도 친절하고 한의원 내부도 깨끗하고 좋았어요~ 다음에도 진료받으러 갈 예정이네요ㅎㅎ

조까꿍

목디스크 때문에 오랫동안 고생하고 있다가 처음으로 한의원 치료받아 봤습니다. 목, 어깨가 아파서 침을 그쪽에 놓을 줄 알았는데, 발이랑 손에 침맞아서 놀랐어요. 침은 하나도 아프지 않고 추나치료는 최고였어요. 자주 치료받으러 갈 것 같습니다. 첫 방문 선물로 주신 파스 잘 쓰겠습니다. ^^

Hels club

아이가 발목을 접질러서 방문했는데
한의원이 처음이라 많이 겁먹었어요.
침 하나로 간단히 해결되니 신기하네요.
겁내긴 했지만 잘 설명해 주시고 안내해 주셔서
무사히 잘 맞고 왔어요^^
개원한 곳이라 시설 깔끔하고 쾌적해요.
주차하기도 쉽고 직원분들 다 친절하세요~

jon**

걸을 때나, 스트레칭 할 때 왼쪽 골반이 너무 땡겼는데 추나받고 증상이 너무 좋아져서요~! 오늘은 9살 딸아이 비염 치료받으러 갔어요!

침도 친절히 잘 놔주시고, 잘 살펴서 꼼꼼히 봐주시네요. 예약은 하시면 더 좋을 것 같아요.

갈 때마다 손님이 많아져서 웨이팅이 생기네요. ^^

소라깡97

초3 저희 아이 알러지 비염 있는데 요즘 꽃가루 많이 날려서 눈을 너무 가려워하더라구요. 기침 한 번 하면 콧물 줄줄 나고 ㅠㅠ

쓰담한의원 침 잘 놓는다고 입소문 났다길래 와 봤는데 완전 효과 있어요.

현재까지 3번 맞았는데 비염 쏙 들어갔네요.

그리고 저는 40대인데 얼마 전 방광탈출증과 요실금으로 산부인과서 수술하라고 했는데 이 한의원서 침과 추나요법받고 정말 좋아져서 뛰거나 해도 요실금 증세 없어졌구요.

방광탈출증 증세도 많이 좋아져서 수술 안 받아도 되는 정도로 호전되었어요.

Still in pain?

또 실비보험도 돼서 비용 걱정 없이 한의원 다니고 있네요 ㅎ

joajoa62

목이랑 어깨ㅜㅜ 너무 아파서 침 치료하러 갔는데…. 간단히
목교정도 해 주시구 의사 쌤이 엄청 꼼꼼하셔요~

추나 전문 같은데 진~짜 시원해여~

의사 쌤도 젊으세여~~~

침대시트도 쾌적했음.

깨슐리

추나요법 처음 받았는데 너무너무너무너무너무너무너무 시
원하고 ㅜㅜㅜㅜㅜ 말로 설명이 안 돼요. 원장님 감사합니다.
한 번 받아서 이 정도면 ㅜㅜㅜㅜ 기대가 돼요.

Still in pain?

ⓒ 임지훈, 2024

초판 1쇄 발행 2024년 9월 1일

지은이   임지훈
펴낸이   이기봉
편집   좋은땅 편집팀
펴낸곳   도서출판 좋은땅
주소   서울특별시 마포구 양화로12길 26 지월드빌딩 (서교동 395-7)
전화   02)374-8616~7
팩스   02)374-8614
이메일   gworldbook@naver.com
홈페이지   www.g-world.co.kr

ISBN   979-11-388-3501-5 (03510)

- 가격은 뒤표지에 있습니다.
- 이 책은 저작권법에 의하여 보호를 받는 저작물이므로 무단 전재와 복제를 금합니다.
- 파본은 구입하신 서점에서 교환해 드립니다.